JN316528

新PMTC

予防・メインテナンス・SPTのためのプロケアテクニック

東京医科歯科大学臨床教授
内山 茂

古畑歯科医院・歯科衛生士
波多野映子

医歯薬出版株式会社

はじめに

　『PMTC 2』(2003)は，その後何度かの増刷を経て，発刊から早くも13年が経過しました．前著『PMTC』(1998)からの主旨である「より多くの人にプロケアの快適さを経験していただき，メインテナンスの来院意欲を高めるとともに，予防やケアの成果を実感していただく」という基本コンセプトは，多くの歯科医師，歯科衛生士の支持をいただき，このテーマに関する私の講演は日本全国ですでに400回を数え，共著者の波多野歯科衛生士を含めると，おそらく500回を超えると思われます．

　この間のPMTC関連の器材の発展は目ざましく，現在でも各社から新製品が次々と市場に送り出されています．それにともない，積極的に器材を選択し，より質の高いPMTCを行っていこうという歯科医院も確実に増加しています．（「PMTCを行っている歯科医院」をgoogle検索すると約190,000件がヒットします——2016年2月現在）

　このようにPMTCが広く日本の歯科医療に浸透し定着したのは，『PMTC 2』(2003)の序文でも記したように「歯科医療が治療行為だけで成り立つものではなく，その背景に常にケアの視点が伴ってこそ長期的に安定した経過が期待できる」という考え方が，多くの歯科関係者の共感を呼んだ結果に他なりません．

　PMTCが単なるクリーニングテクニックを越えて，さらに大きな可能性を持つことに気づき，共感していただいた多くの方々に，誌上を借りて心からの感謝と敬意を表したいと思います．

　さて，今は昔の話ですが，講演先でよくこんな言葉を聞きました．「先生のおかげで歯周病が簡単に"治る"ようになりました」．当時は目新しいテーマということで，歯肉縁上の「PMTC」のみをお話しする

Prologue

ことが多く，それゆえに誤解を招いてしまったのだと思いますが，歯周病を治療・管理するには，本来はそれに続く「歯肉縁下のプロケア」が不可欠なのです．

たしかに「SPT時においては，徹底した歯肉縁上プラークコントロールにより歯肉縁上のみならず歯肉縁下の菌数が減少し，歯周組織の健康が保たれることが，臨床的所見からも細菌学的所見からも示された」（本文p.35）という著名な論文もあり，TBIやPMTCで歯肉縁上の炎症が消退し，一見歯周病が治ったように見えることはありますが，歯周治療についてはそこからの歯肉縁下領域のプロケアについても深く理解しなくてはいけません．

そのような視点で，前著を読み返してみると，「歯周治療やSPTにおけるPMTCの位置づけ」の部分が足りないことに，あらためて気づかされます．

本改訂版では，第2章でその部分を大幅に加筆しました．また，本文，コラムに関しても旧版を大幅に見直し，できるだけ最新の情報を盛り込むよう心がけました．最後のQ&Aについても，その後に読者からいただいたSPT関連の質問も含め大幅に加筆修正してあります．[*] なお，第3章，4章の「PMTCの具体的なテクニック」に関しては，過去の何度かの増刷により最新の情報が網羅されているため，旧版をほぼ無修正で掲載しました．

装丁，判型，デザインとも新しくなった本書をお読みいただき，PMTCが歯科臨床のスタンダードとして，さらに皆様のお役に立てることを願ってやみません．

2016年3月　内山　茂

＊加筆修正部分に関しては，「SPTとその周辺における文献的考察」（「歯界展望」2014年7月号から2015年2月号まで8カ月連載）と「新"プロフェッショナルケア講座—ケア発想からSPTを再考する」（「デンタルハイジーン」2015年4月号から2015年12月号まで9カ月連載）から多くを引用しました．

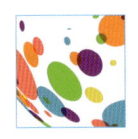

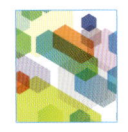

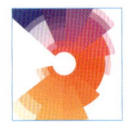

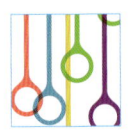

002　はじめに

1 プライマリケアとPMTC

- 008　1　プライマリケアとは
- 009　2　歯科疾患は生活習慣病
- 010　3　多くの歯科医師はプライマリケア医
- 012　4　プライマリケアはチームで行う
- 013　5　PMTCは口腔ケアの実践テクニック
- 014　6　口腔ケアから全身のプライマリケアへ
- 016　7　バイオフィルム
- 018　8　PMTCが必要な理由

2 SPTにおけるPMTCの位置づけ

- 022　1　歯周治療には継続したSPTが不可欠
- 028　2　SPTとケアとの深〜い関係
- 032　3　SPTでは何を行うのか？
- 038　4　SPTにおける炎症のコントロール

3 やってみようPMTC

- 044　1　PMTCを始める前に
- 045　2　PMTCの基本
- 050　3　プロフィーカップを使いこなす
- 055　4　プロフィンハンドピースとエバチップ
- 058　5　研磨剤を選ぶ
- 062　6　口腔内の洗浄（歯周ポケットの洗浄）
- 066　7　フッ化物塗布
- 067　8　ワンタフト系ブラシとその他の器材

4 PMTCの実際

- 072　1　初診時のPMTC
- 076　2　歯周治療にPMTCを活かす①
- 079　3　歯周治療にPMTCを活かす②
- 084　4　補綴物のメインテナンス
- 089　5　矯正治療中や幼若永久歯のPMTC
- 092　6　有病者・障害者の口腔ケア

Contents

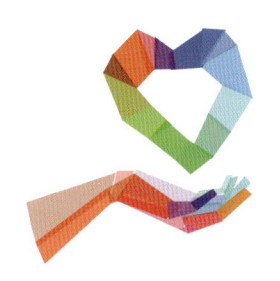

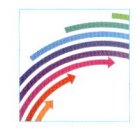

5 PMTC Q&A

- 100 PMTCやSRPを効率よく行う秘訣とSPTの所要時間の目安
- 101 歯周病細菌の経路とSPTとの関連
- 102 メインテナンスレベルアップへの取り組み方
- 102 口腔乾燥を訴える義歯患者への対応は？
- 103 PMTCを採算面も含めてうまく臨床に取り入れるには？
- 104 来ない患者への対応は？
- 106 リコールシステムを定着させるための秘訣は？
- 107 PMTCについてのモチベートはどうするか？
- 108 歯周治療後の歯根露出と酸蝕との関係
- 109 スタッフと院長が共有すべき歯科医療の「本質」

6 Essay's-PMTCのかたわらで

- 112 「一生恨んでやる……」という話
- 113 手遅れの患者さん
- 115 ケアが必要とされるとき
- 118 父の遺言―患者様を大切に
- 119 PMTCの風景
- 122 好顔と厚顔
- 123 原子力発電と歯科治療――センター内診療の勧め

- 125 索引
- 126 参考文献
- 128 おわりに

Column

- 015 **Point of view** 歯科dentistryから口腔科oral medicineへ
- 017 **Column** バイオフィルムと戦う
- 019 **Opinion** MI―すべての道はリスクに通ず
- 041 **Point of view** 根面はどこまできれいにするべきなのか？
- 049 **Point of view** 逆転の発想？　いきいきと生きること
- 061 **Suggestion** PMTCは過保護行為？
- 065 **Column** 口の中の景色が変わったみたい……
- 069 **Suggestion** 人まねじゃつまらない
- 075 **Column** 北風と太陽　インフォームド・コンセントのための潤滑油
- 082 **Point of view** PMTCの原点―ディプラーキング
- 083 **Point of view** 歯周治療の戦略――ディプラーキングで外堀を埋める
- 095 **Column** 削るばかりが能じゃない
- 096 **Column** ナイチンゲールの心
- 097 **Close up** 包括医療とドベネックの要素樽
- 124 **Column** 「面倒くさい」を嫌がらない

Primary care & PMTC

1

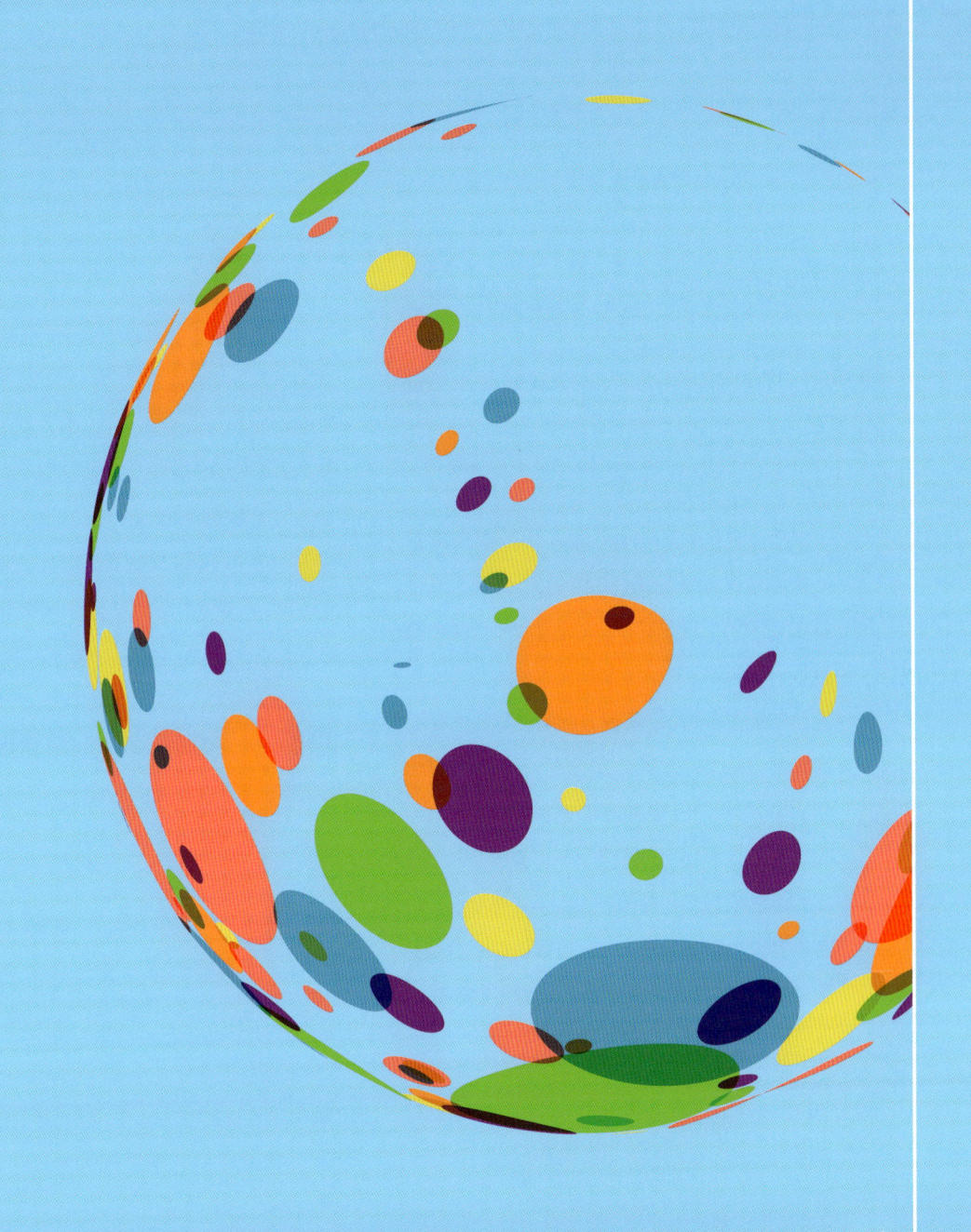

プライマリケアとPMTC

内山 茂

● プライマリケアとPMTC

1

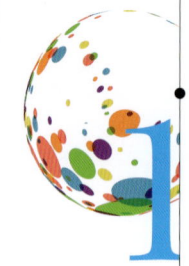

プライマリケアとは

　医療におけるプライマリケアの重要性を長年提唱し続けてきた日野原重明氏は，プライマリケアを以下のように定義づけています[1]．

　　プライマリケアとは，「個人や家族が最初に接する保健医療（ヘルスケア）システムであり，この中で医師は基本的なサービスを提供し，医療に関する看護師その他のチームを上手に調整しつつ，突発した病気はこれを適切にさばいて，患者の安全を期する．また，個人や家族の日常生活に連続的に配慮し，高い健康レベルが保てるように教育し，生涯続く慢性病患者，その他ハンディキャップのある者に対しては，それを背負いながら強く生きるように指導し，援助すること」である．

　また，同氏はプライマリケアに参加できる医師の能力として次のことが要求されるとしています[2]．

　　①よくある一般的な病気（コモン・ディジーズ）には，浅くても幅広い処理能力をもつ．また救急処置がある程度できる．
　　②基礎的な臨床技能と経験をもつ．
　　③その病気がもっともよく処理されるよう，必要時にはタイミングよく専門医に紹介したり，適切な病院に入院させる．
　　④その患者のもつ疾患やハンディキャップに対し，長期連続して世話し生活指導ができる．

　これらを要約すると，「プライマリケアとは，個人およびその家族の健康管理や予防に目を向けた地域医療サービスであり，これを志す医師は，実際の治療や投薬だけでなく，長期的な視点に立った生活上の指導や援助など，専門分野を越えた幅広い能力が必要」ということになるでしょう．

　一方，近代医学は，感染症，外科手術，救急医療などの面において著しい成果をあげました．しかしその反面，かつて慢性病あるいは成人病などとよばれていた，患者さんの個体差や生活習慣が大きく関与する疾患（生活習慣病）に対しては，いまだに多くの問題を残したままです．

　生活習慣病の特徴を以下に示します．

- 同じ病名であっても，患者さん一人ひとりのリスクや背景が異なるために，たとえ診断が適切でも，必ずしもすべてを同じ治療法で解決することが難しい．
- 症状や病態が似通っていても，その原因が多岐にわたる場合がある．
- 病気の発症予防に取り組む場合でも，発症にいたるまでの修飾因子が多すぎて，なかなか根本的な予防法を見いだせない．
- 現状の医療システムにおいては，医師をサポートするコメディカルスタッフの不足や医師の時間的な制約があり，それら日常的なケアが必要とされる疾患に対しても，長期的にみればきわめて効果の疑わしい対症療法が繰り返されてしまう場合が多い．

　多くの疾患の中でも，とりわけ生活習慣病にプライマリケアが功を奏する理由は，実はそのような背景に基づいています．

●プライマリケアとPMTC

歯科疾患は生活習慣病

　「歯科医療は際限のない石積みをしているようなものだ」と言った人がいます．積んでは崩れ，崩れてはまた積む，そんな治療と再発の絶え間ないせめぎ合いにピリオドを打つためには，う蝕・歯周病を，個々のリスクや生活背景によって再び引き起こされる可能性がきわめて高い"生活習慣病"としてとらえる必要があります．

　「すべての病態に一律の基準で対応してこなかったか」，「早期治療の名のもとに切削を急ぎすぎなかったか」，「精密な修復技術とはうらはらに，なぜう蝕再発率が高いのか」，「重度な歯周病が絶えない理由は何なのか」などなど，私たちはかつて行われてきた歯科治療の根拠について，もう一度立ち止まって考えてみるべきでしょう．

　今後の歯科医療のスタンスとしては，生活習慣病としての色合いがきわめて強いう蝕・歯周病に一時的な治癒を求めるのではなく，原因となる細菌の感染をできるだけ予防すること，患者さん一人ひとりのライフステージ[3]，生活習慣あるいは個体差に基づくリスクを見つめ直すこと[4,5]，個々の患者さんの発症・進行の背景を分析すること，進行が停止した状態を末長く維持していくことなどに目を向け，まずみずからの医院で長期的な口腔ケアのためのシステム作りに努力することが重要と考えます．

Keyword

生活習慣病
（ライフスタイル病：Life-Style Related Disease）
食習慣，運動習慣，休養，喫煙，飲酒などの生活習慣が，その発症・進行に関与する疾患群
【公衆衛生審議会成人病対策部会，1996】

Book Review

心に残る言葉

ときに癒し，しばしば和らげ，常になぐさめる

16世紀のフランスの外科医アンブロワーズ・パレの言葉．よい医療とは何か．日野原氏の著作によく登場する言葉です．
【日野原重明：医のアート，中央法規，1987】

● プライマリケアとPMTC

1-3

多くの歯科医師はプライマリケア医

　読者の中には，たとえば海外で先端的な専門技術を修得した講師のセミナーを，ある種の感動をもって受講したのちに，ふと我に返って，みずからの臨床とのギャップに，むなしさや挫折感をおぼえた経験をお持ちの方も少なからずおられるはずです．

　歯科における卒後研修は，卒前の縦割り教育の欠点を補い包括的な視点を培うという意味で，臨床家にとって長い間重要な役割を担ってきました．しかし冷静に振り返ってみれば，それらを受講するほとんどの歯科医師はプライマリ（デンタル）ケア医であるにもかかわらず，いままで提供されてきた卒後研修の内容は，二次医療，三次医療においてはじめて必要とされるような，あまりに専門的な領域に偏りすぎていたというのも一面の事実でしょう．

　とりわけ地域医療においては，患者さんの健康に継続してかかわるプライマリケアの考え方こそ最優先されるべきで，医院における予防，治療，管理のバランス，あるいは限られた分野に偏らないある一定レベルの基本的な医療技術の修得が何よりも大切です．ある面華やかに見える高度な専門技術にいたずらに惑わされてはいけません．プライマリケアを担う歯科医師は，いまだ評価の定まらない先端技術を修得したり，きわめて専門的な一分野に手を染める必要はありません．みずから手を下せないと判断した患者さんは，医師たちが専門病院を紹介するように，その専門領域に習熟した歯科医師の手に委ねればよいのです．

　そのためには，一般歯科医（かかりつけ医[6,7]）と，各分野で高度な研鑽を積んだ歯科医師とが，互いに敬意を払いながら相互に連携できる地域医療システムの整備が望まれます．

歯科におけるプライマリケア

　個人や家族が最初に接する口腔ヘルスケアシステムであり，この中で歯科医師は基本的なサービスを提供し，歯科衛生士その他のチームを上手に調整しつつ，突発した病気はこれを適切にさばいて，患者の安全を期する．また，個人や家族の日常生活に連続的に配慮し，高い健康レベルが保てるように教育し，生涯続く慢性病患者，その他ハンディキャップのある者に対しては，それを背負いながら強く生きるように指導し，援助すること．

　　　＜歯科におけるプライマリケア＞文献1）を引用して改変

Book Review
心に残る言葉

治療とケア

　「プライマリケアに従事する人々は，医学のはしごから落ちた落ちこぼれであり，医学の第2級市民である」といった偏った見解と姿勢は，非現実的であり，気違いじみてさえいる．

　患者を取り扱う際，治療とケアを区別することはありえない．どちらかの一方が欠けても不可能である．行きすぎたケアも，行きすぎた治療と同様に好ましくなく，また足りないケアも足りない治療と同様である．

【ジョン・フライ：プライマリケアとは何か―医療への新しいアプローチ．医学書院，1981】

医療におけるケアシステム

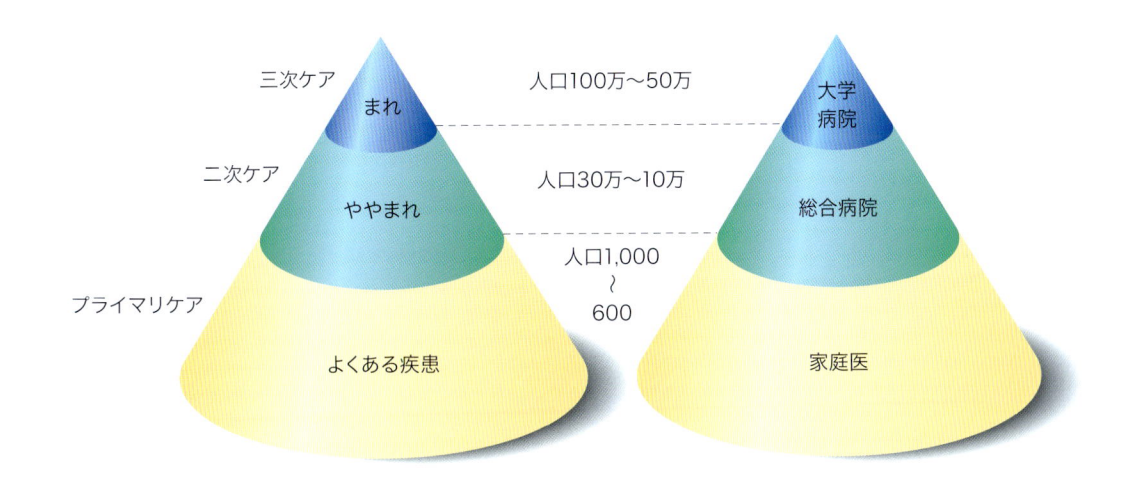

図1-1　医療におけるケアシステム．医療はプライマリケア，二次ケア（二次医療），三次ケア（三次医療）に分類される．三次ケアとは，大学病院や専門病院において，きわめてまれな疾患に対して特殊な設備を用いて行われる医療，二次ケアとは，総合病院においてレベルの高い知識と技術をもった医師ならびに医療チームによって営まれる医療である．その基礎にあるのがプライマリケアで，通常一般診療所または開業医院のレベルで営まれる[8]．プライマリケアとは，他と比べて一段低いレベルの医療という位置づけではない

歯科医療におけるプライマリケアの位置づけ

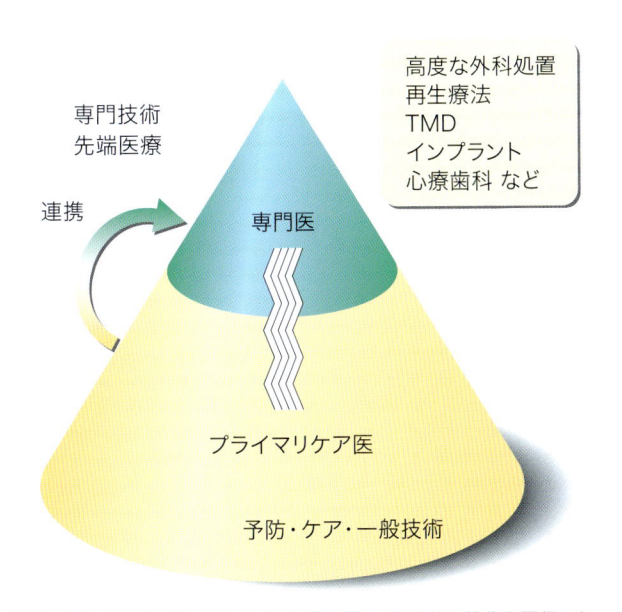

図1-2　歯科医療におけるプライマリケアの位置づけ．専門的な技術を習得した歯科医師と，地域におけるプライマリケア医が，互いに敬意を払いながら連携できるシステムの整備が望まれる

● プライマリケアとPMTC

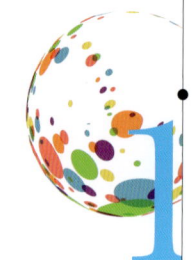

1-4

プライマリケアはチームで行う

　プライマリケアを便宜上，医療的ケアと看護的ケアに分けて考えてみると，医療的ケアには，疾病を治癒に導くための基本的な治療行為と，リスクの高い患者さんに対しての，発病を未然に防ぐための予防・管理的な行為が含まれます．一方，看護的ケアには，患者さんの苦痛緩和，精神的な援助，自立とQOL獲得のための援助などが含まれます．

　プライマリケアを成功させるためには，本来これらの行為を医師とその周辺のスタッフが，十分なインフォームド・コンセント[9]のもとに，チームで分担して行っていくことが自然なのですが，残念ながら現在のわが国においては，医師があまりにすべてを独占しようという傾向が強いために[10]，十分なプライマリケアが行われないという実情があります．

　歯科においても同様な傾向があって，重度の歯周病に罹患した患者さんや，う蝕リスクのきわめて高い方の口腔ケアなどは，歯科医師だけの力では明らかに限界があるにもかかわらず，歯科医師自身があまりに多くのことを抱え込むため，その診断や治療方針に"ゆらぎ"が生じてしまうことがあります．

　たとえば重症の歯周病や著しい口腔乾燥症など，治療（キュア）が従で，看護的視野に立ったケアのほうがむしろ主であると思われる病態に対して，過剰な治療が行われたり，その逆に，歯科医師自身が患者さんのセルフケアなどの指導に熱心になりすぎて，行われるべき治療が行われなかったりする場合もあります．

　このような事態を避けるために，歯科においても，誰が，いつ，どんなケアを行うのか，その役割分担を明確にすべきであり，もはや歯科におけるプライマリケアのかなりの部分は歯科医師の手を離れ，強力なコ・デンタルスタッフである歯科衛生士に委ねられてもよい時期がきていると考えます．

　そのためには，歯科衛生士の業務拡大に関する法的な整備と，みずからのプロフェッションとしての一層の自覚が今後大いに期待されるところです[11]．

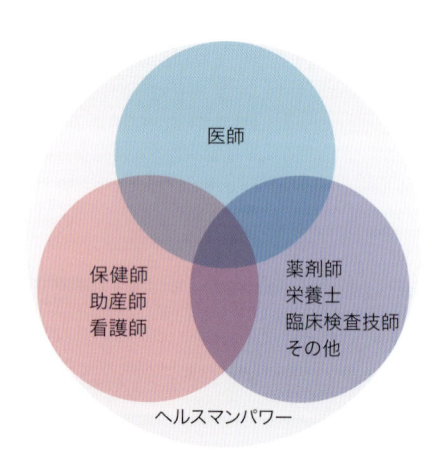

図1-3　プライマリケアにおけるチームワーク[12]
これからの医療は医師中心ではない．保健師，看護師，助産師，ケースワーカー，栄養士，薬剤師，その他が図のようになる．すべての医療従事者をヘルスプロフェッショナルあるいはヘルスマンパワーという．その重要性は医師と同一である

表1-1　デンタル・プライマリケアの役割分担

> 医療的ケア（歯科医師）
> 　→病気を治癒に導くための医療行為
> 予防・管理的ケア（歯科衛生士）
> 　→発症を未然に防ぐための予防的行為
> 　→病気を進行させないための管理的行為
> 看護的ケア（歯科衛生士）
> 　→苦痛緩和・精神的援助・自立と
> 　　QOL獲得のための行為

● プライマリケアとPMTC

1.5

PMTCは口腔ケアの実践テクニック

　歯科においてプライマリケアを定着させるためには，まず患者さんに定期的に通院してもらわなくてはなりません．ところが一般的な傾向として，病気がひとたび快方に向かうと，来院が滞る傾向にあります．予防・管理に熱心な診療室であればどこでも，継続したリコールの難しさに悩んだ経験があると思いますが，それを打開するためには，まず「歯科医院はいやなところ，不快なところ」というイメージを，できる限り払拭する必要があります．

　術後の爽快感と快適さを特徴とするPMTCは，その意味できわめて有効な手段といえます．一度体験してみると実感できますが，経験豊かな歯科衛生士による適切なPMTCを受けたあとの感覚は，無類に爽やかです．患者さんに定期的な来院を促し，その機会を利用してより一層のプライマリケアを実現させるために，これを利用しない手はありません．

　私たちの臨床では，現在PMTCを広義に解釈し，「口の中を洗う，磨く行為全般」と考えていますが，PMTCをシステム化する前と比べて，リコールの反応率が目に見えて高くなりました．口腔内のクリーン度が高まっただけでなく，患者さんの表情も明るくなり，重症の歯周病の方からも「腫れなくなった，噛めるようになった」という言葉が頻繁に聞かれるようになりました．

　さらに，「医院サイドで患者さんを継続して管理していく（お世話していく）」という発想は，スタッフの意識にも大きな変化をもたらしました．「この患者さんを一生診ていこう」という覚悟のようなものが徐々に膨らみ始め，それぞれの患者さんが抱える口腔領域以外の問題も，メインテナンスを重ねるたびにつかみやすくなってきたのも予想外の成果でした．

　現在，PMTCは私たちの診療において欠かすことのできない医療行為であり，口腔ケアの要として大いに役立っています．

Book Review

心に残る言葉

エントロピーの法則

　「エネルギーは一つの方向のみに，すなわち秩序化されたものから無秩序の方向へと変化する」．ご存じ熱力学の第二法則です．これを生命系に翻訳すると，「生きている生物体は絶えずそのエントロピーを増大して，死（エントロピー最大）に近づいていく」（中村雄二郎：術語集．岩波新書，1984）ということになります．

　医療，とりわけ歯科医療は，このエントロピーの法則に逆行するものであるともいえます．PMTCは，際限なく増大する口腔内のエントロピーに，少しは歯止めをかけることができるのでしょうか．

● プライマリケアとPMTC

6

口腔ケアから全身のプライマリケアへ

　昨今の歯科雑誌の特集や講演会，研修会の動向などをみると，相変わらず一部の高度な専門技術や，新材料，新技術の習得に関するものが数多く見受けられる一方で，咬合不全が全身に与える影響や，歯周病，口腔乾燥症などと全身疾患とのかかわり，あるいは要介護高齢者の誤嚥性肺炎の問題など，従来の歯科領域を越えて一般医科との隣接領域に注目した企画が散見されるようになってきました．

　その反面，それらに関する具体的な事例についての一般臨床からの報告はいまだ乏しい状況にあります．その理由は，継続した口腔ケアを通して全身の健康にかかわる習慣が，現在の歯科医療においていまだ未成熟のためと思われます．

　PMTCや口腔洗浄，漢方も含めた各種薬剤や含嗽剤の使用法[13]など，自院における口腔ケアのシステムを見直すことで，さまざまな全身疾患をもった患者さんのヘルスケアだけでなく，一般医科がいまだ見過ごしているプライマリケアの領域においても，今後歯科医療が積極的にかかわる可能性がますます広がっていくはずです．

　歯科の主流が，従来の歯科領域に限定した医療から，全身のプライマリケアに徐々に移行するのは，いわば「時代の意志」ともいうべき流れであり，歯科医師，歯科衛生士には，専門の枠を越えたより一層の研鑽を期待するとともに，行政・教育の担当者には，それを支援していくためのシステム作り（予防・管理に対する保険行政上の評価づけ，包括的視点に立ったプライマリケア専門医の育成など）をぜひ期待したいと思います．

Book Review

心に残る言葉

パラノとスキゾ

　偏執症（パラノイア）と精神分裂症（スキゾフレニア）はもともと精神分裂症の類型ですが，ドゥルーズとガタリ（ポスト構造主義）は，これを人間の思想や行動の概括的な類型として独自に位置づけました．つまり，思想の面で一つのドグマ（教条）を信奉し，それを認めない人々を排除したり，抑圧したりする考え方はパラノ型であり，これに対して，全体化や統一を嫌い，寄せ木細工的な発想を好むものはスキゾ型であるとしています．スキゾ型はいくつかの思想や行動原則の併存を認め，多元主義や寛容の精神に通じます．

　スキゾを受けて，浅田 彰は『科学的方法とは何か』（中公新書）の中で，「近代科学史においては，できあがった理論体系よりもその解体-再生産の過程こそが重要であり，そうやって次々に新たな規範を作り出していくことこそが近代科学のパラダイムそのものなのだ」と記しています．本書で述べているケアとキュアの両立は，従来のパラノ的な歯科医療に，スキゾ的な面から一石を投じるものと思っています．

【浅田　彰：逃走論―スキゾキッズの冒険．筑摩書房，1984】

Point of view

歯科dentistryから口腔科oral medicineへ

　いま周術期の口腔ケアが話題になっています．周術期とは「入院，麻酔，手術，回復といった，患者の術中だけでなくその前後を含めた一連の期間」のことをいいます．それに対応する看護を周術期看護とよぶのですが，この時期に適切な口腔ケアを行うことで，肺炎をはじめとする術後合併症が大幅に減少したというデータが，2009年に発表された千葉大学の阿久津論文[14,15]を嚆矢として，次々と一般医科から報告されました[16〜24]．

　外科手術時の気管内挿管では，カテーテルが口腔から肺へ直接挿入されるわけですから，手術前に口腔内の細菌のレベルを下げておく行為は感染予防において必須なはずです．この簡単すぎる理屈にようやく医科の先生が気づいたということでしょうか．

　これと同様に，口腔ケアによる誤嚥性肺炎予防に関しても，歯科からの報告[25,26]だけでなく医科からの臨床報告が相次いでいます[27,28]．もはやこの領域では，従来の歯科医療の枠を越えて，「全身から診た口腔の管理」つまり口腔科oral medicineとしての医科歯科連携が常識化している感があります．

　下の表1-2は，大学病院や近所の内科，皮膚科の先生からウチヤマ歯科にPMTCを目的に紹介されてきた患者さんの病名一覧です．口腔ケアが必要とされている疾患がずいぶんあることに驚くとともに，一般医科の先生の口腔への関心の高さにも驚かされます．特に関節リウマチの治療では今や口腔ケアは欠かせない治療オプションです．理由はいくつもあるのですが，要は免疫機能が低下するために，普通よりも口腔衛生レベルを高める必要があるということです．

　超高齢社会を迎えて，医科から歯科への要望はますます増えてくるものと思われます．その期待に応えるために，歯科界はPMTC（PTC）や口腔洗浄，各種ジェルや含嗽剤の使用法[28]など，「より高いレベルの口腔ケアを誰もが行えるような環境作り」が急務と考えます．もはや歯科が医科と張り合うような時代ではありません．歯科はその独自性を保ちつつも常に内科的な視点で患者に寄り添い，感染予防やQOLの観点から医師たちを支える「口腔科」へと大きく変貌するときが来ています．それはいわば「時代の意志」ともいうべき流れであり，歯科医師，歯科衛生士には，専門の枠を越えたより一層の研鑽を期待するとともに，行政，教育の担当者には，それを支援していくためのシステム作り（口腔ケアに対する保険行政上の評価付け，包括的視点に立った口腔科医の育成など）をぜひ期待したいと思います．

表1-2　ウチヤマ歯科にPMTCを目的に紹介されてきた患者さんの病名

関節リウマチ	ベーチェット病	全身性エリテマトーデス	高血圧
シェーグレン症候群	サルコイドーシス	突発性血小板減少症	腎不全
パーキンソン病	骨粗鬆症	口腔領域のがん	糖尿病
掌蹠膿疱症	ブドウ膜炎	逆流性食道炎	強皮症
心臓弁膜症	紫斑病	誤嚥性肺炎	ドライマウス

● プライマリケアとPMTC

1-7 バイオフィルム

■ 口の中は細菌が住みにくい？

　口の中は，温かい，湿っている，そしてときどき栄養が入ってくる．だから，すぐに菌は繁殖して，いたずらをしだす．口の中は細菌たちのかっこうの住み家……，そう思っていませんか．

　ところが，細菌学者によれば，どうもそれは間違いのようなのです．口腔内は実はむし歯菌，歯周病菌などの悪玉菌にとって，むしろ住みにくい環境だというのです．

　唾液や体液の中には，私たちが考える以上の抗生物質が含まれているだけでなく，下手をすると細菌たちはすぐに洗い流されて消化管に送り込まれ，そこで強い酸により殺されてしまいます．ようやく見つけた歯のでこぼこやポケットの中も，ともすると他の菌に占領されていて，なかなか住み着ける状態ではありません．まして歯肉に近いところで，ただ漂って（浮遊して）いるだけでは，生体からの貪食細胞にすぐに食べられてしまいます．

　さて，どうやって生き延びたものか……？

■ 細菌バイオフィルムとは

　これからが悪玉菌たちの本領発揮です．彼らは実に巧妙な方法で歯の表面に取りついていきます．

　まず，手始めに，他の細菌を味方につけることを思いつきます．自分たちが産生した多糖体の中に他の菌も取り込んで，そこにコツコツとあたかも生体の脈管系のような栄養路を作り，お互いが居心地よく住めるような一種の共同体（集落：コロニー）を作り上げるのです．

　幸い口の中には，このコロニーが付着するのに必要な硬組織の界面が存在します．「ヤッターッ．ここに住み着けばいい」．

　かくして，歯や歯根の表面は悪玉菌のかっこうの住み家となっていきます．

　やがてコロニーは次第に合体していき，細菌，多糖体とその副産物の集合体（マトリックス）を形成します．このようなマトリックスを"細菌バイオフィルム"と総称します（図1-4）．

　歯や歯肉にさまざまないたずらをする成熟したプラークの正体は，実はこのバイオフィルムなのです．細菌たちはこの鎧の中で，口腔という過酷な環境にしぶとく適応しようとしているのです．Ummm……敵もさるもの……．

■ う蝕・歯周病の正体

　ひとたびバイオフィルムが形成されると，細菌は多糖体やその他の代謝物の中に埋め込まれた状態になり，かなり栄養条件の悪い状態でも生存が可能になります．さらに，このような生存形態は，抗生物質や抗菌剤から物理的に保護され，それらに対して抵抗性をもつだけでなく，生体の免疫的な攻撃にも抵抗性を示すようなります．

　このバイオフィルムの観点からう蝕・歯周病をみてみると，「う蝕とは，バイオフィルム内にとどまった酸が直接歯を溶かしていく疾患」，「歯周病とは，生体から遊走してきた食

細胞が，バイオフィルムを貪食できず，分解酵素を局所で放出することによって起こる軟組織および硬組織の障害」と定義づけることができます．

ちなみに，このようなバイオフィルムは，医学領域ではペースメーカー，尿路や血管内カテーテルにも観察され，厄介な感染症の原因になるといわれています．

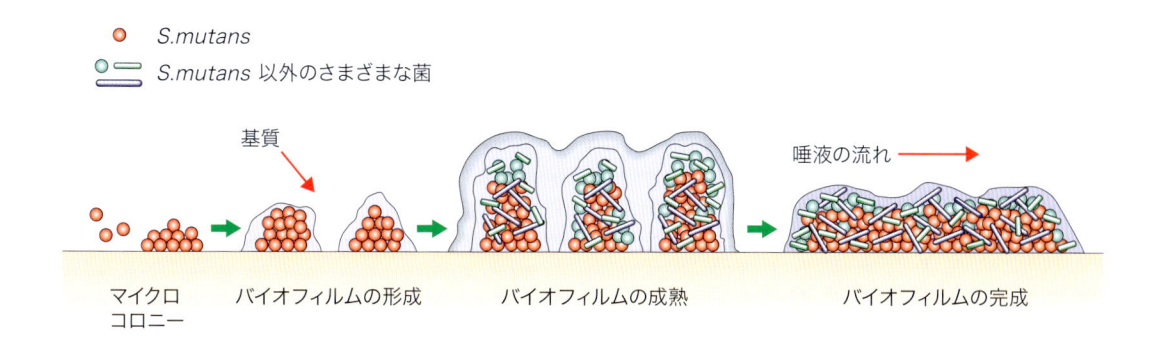

図1-4 バイオフィルムの生成[29]

Column

バイオフィルムと戦う

　　ゴーストバスターズという映画がありました．ニューヨークを舞台にした"幽霊退治屋"の物語です．この中で圧倒的な力をもつゴーストに，プロの退治屋集団がさまざまな武器を駆使して立ち向かっていきます．

　　例は適切かどうかわかりませんが，いわゆるハイリスクの方たちにとって，う蝕・歯周病菌というゴースト（バイオフィルム）に立ち向かうためには，"プラークバスターズ"とでもいうべき強力な助っ人が必要と思われます．

　　敵（細菌）は豊富な栄養を蓄えた要塞の中にあり，水攻めや兵糧攻めにはびくともしません．超強力な粘着力をもつ鎧に被われた見えざるゴーストたち，しかもその数なんと数千億．圧倒的な数量作戦で立ち向かってきます．

　　さて，か弱き患者さんを守り，危機から救いだすために，いかにしてその堅牢な要塞の奥深くまで踏み込むか．ここで映画のように火器や劇薬が使えればよいのですが，舞台が生体の中ではそうもいきません．私たちに許された方法は，生体を傷つけることなく，そっと細菌だけをこすり取る，はがし取ることだけです．戦うための武器は限られています．勝負はそれらをどう使いこなすかにかかっています．根気と繊細なテクニックだけが頼りなのです．

●プライマリケアとPMTC

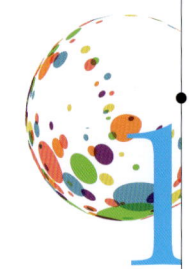

PMTCが必要な理由

▍歯磨きの限界

　前項の説明からわかるように，同じ細菌の集合体としてのプラークでも，「単に歯の表面付近で浮遊しているマイクロコロニー」と，「硬組織表面に固着した状態のバイオフィルム状のマイクロコロニー」があり，私たちが「プラークコントロール」を語るときには，この2つを分けて考える必要があります．

　歯磨きで除去できるのは，浮遊したマイクロコロニーだけであり，多糖体に被われ，成熟したマイクロコロニーであるバイオフィルムは，ホームケアによる歯磨きでは簡単に除去することはできません．

　そうです．長い間「予防」の切り札と信じられてきたブラッシングにも，実は限界があったのです．うがい薬やとっておきの抗菌剤入りの軟膏も，バイオフィルムという鎧をまとった細菌たちにはヘナチョコ玉でしかありません．

やつらをあわてさせるには，そのアジトに踏み込んで，ひっかき回さなくてはならない．つまり，定期的に歯科医院を訪れ，歯科衛生士にPMTCをしてもらうことが不可欠なことなのです[30]．

　けがをした病人に，自分で傷口の細菌を洗い落とせという医師はいません．なぜなら，患者さんは医師や看護師ほどうまく，痛くなく傷を洗えないからです．歯科の病気は確かに慢性病に近いものですが，それでも歯科医療者側にもっと前から「定期的に傷を洗ってあげる」，「汚れをこすり取ってあげる」精神があったなら，プラークコントロールの成果はもっと上がっていたかもしれません．

　やはり，ヒポクラテスが言ったように，「医療の原点は癒すこと」なのかもしれません．

Book Review

心に残る言葉

私は経験を貴ぶ．……無経験とは臆病と冒険の母である．
臆病は無知を意味し，冒険は術のつたなさを語る

「医学の父」とよばれるヒポクラテスの言葉．彼は「臨床経験を重ねるうちに，疾病に抵抗しているのが患者個人の自然治癒力であることがわかってくる．医師はそれを援助しているにすぎない」とも言っています．プライマリケアや，最近話題のMIにも通ずる古くて新しい言葉です．

【荒井保夫：医の名言．中央公論新社，1999】

Opinion

MI ── すべての道はリスクに通ず

　西暦2000年にFDI（国際歯科連盟）が提唱したMI（Minimal Intervention, 最小の侵襲）に基づいた歯科医療が注目されています．従来の「削りすぎ」医療の反省を踏まえた，そのコンセプトには大いに魅力を感じますが，実際にそれを臨床の場で実践するにあたっては，個々の患者さんのもつリスクに対する分析が欠かせません．

　PMTCをMIの最先鋒のようにいう人がいますが，実はPMTCはそれ自体がMIなのではなく，いわばそのお手伝いをするものです．う蝕発現に関与するリスクは山のようにあり，とてもそのすべてをデータとして記録し分析できるものではありません．したがってMIを生かすためには，定期的なクリーニングを通して，患者さん一人ひとりから漂ってくるリスクの香りを，そのときどきに応じて嗅ぎ分けることが大切です．

　人は誰でも自分の体に変調が起きたときに，実にさまざまな要因を思い起こしながらその解決法を探ることと思います．仕事や家庭，もっといえば人生の岐路に立ったときでも，それまで自分が蓄積した経験や情報を駆使して進むべき道を決めていきます．それと同じです．私たちは患者さんとの長いかかわりを通して，そのときどきに応じた歯科領域における最善の選択を提示する責任があります．

　MIがすべての場面で正しいわけではなく，リスクの状況によってはときにはもっと踏み込んだ処置（あるいはケア）が必要な場合もあります．その判断を間違えてしまうと，MIは"諸刃の剣(つるぎ)"にもなりかねません．Minimumを求めるあまり，Under（≒いい加減）な治療が大手を振ってしまう危険性もあります．

　「すべての道はリスクに通ず」．とても魅力的なMIコンセプトを通して，もう一度"リスク"について深く考えてみる必要がありそうです．

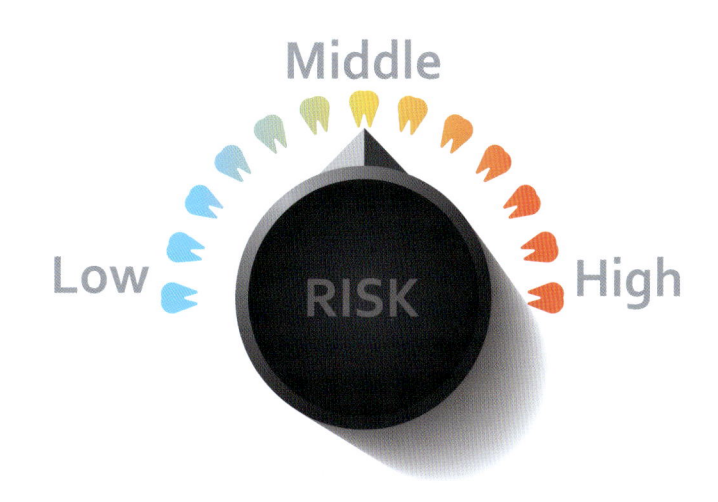

SPT & PMTC

2

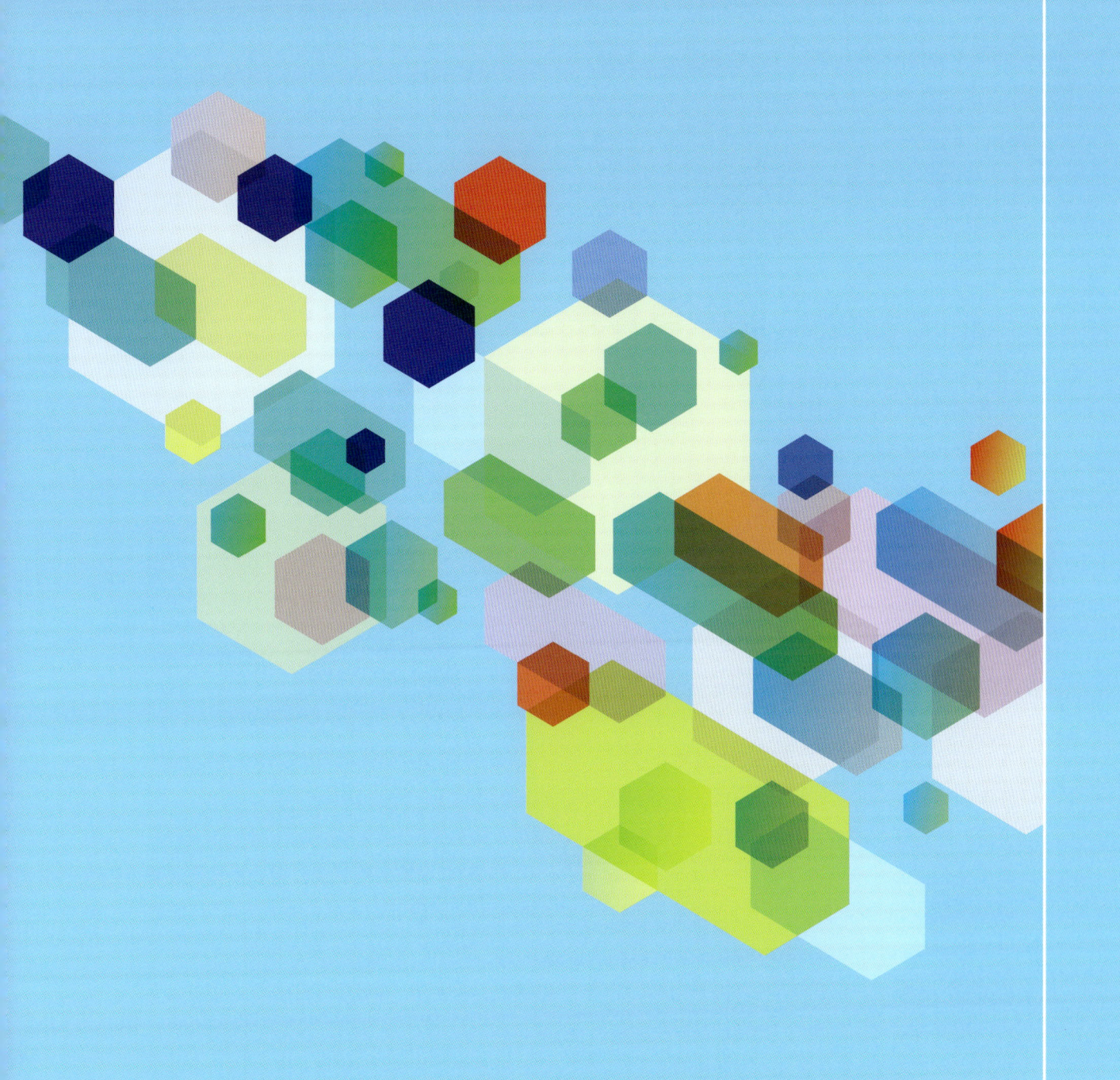

SPTにおけるPMTCの位置づけ

内山 茂

● SPTにおけるPMTCの位置づけ

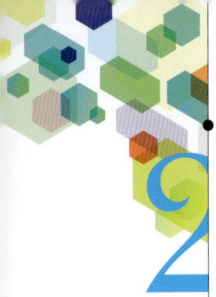

2-1 歯周治療には継続したSPTが不可欠

▌歯科はどこへ向かおうとしているのか？

　古く江戸時代には，歯科医は「口中医師」とよばれ，歯だけでなく，口腔とそれにかかわる全身的な病気を総合的に診査・診断する役割を担っていました．その後，明治に入り，西洋の食文化が浸透し始め，小児のむし歯や成人の歯槽膿漏が急増したことに伴い，歯科医は口の医師から文字通り「歯」（入れ歯，むし歯治療）に特化した職業へと変遷していきます．

　それからおよそ100年，疾病構造や健康意識の変化により，いまようやく歯科はかつての口の医学，つまり「口腔科」へと回帰しようとしています．具体的には，歯周病と全身疾患との関連，高齢化に伴う誤嚥性肺炎の増加，がんの周術期医療，ドライマウスやリウマチに代表される自己免疫疾患を有する患者さんへの口腔ケアなど，従来の歯科領域を超えたさまざまな知識と技術が，現在の歯科医師・歯科衛生士たちに要求されてきているのです．

　私自身，長年の講演活動で出会った多くの人々を通じて，いずれ近い将来に「歯科」が「口腔科」へ変容する，いわば「時代の意志」のような潮流を感じつづけてきました．あまりご存じない方が多いようですが，国立大学の歯学部で附属病院をもっているのは，もはや東京医科歯科大学と大阪大学の2校だけです．そのほかは，すべて大学病院の中の歯科としていわば医科に統合される形態となっています．

　超高齢社会を迎え，もはや歯科が医科と張り合うような時代ではありません．歯科はその独自性を保ちつつも常に内科的な視点で患者さんに寄り添い，多職種との連携を保ちながら，感染予防やQOLの観点から，より高い（広い）レベルで患者さんを支える，かつての「口中医師」へと回帰するときが来ているのです．

▌SPTは継続したインフェクションコントロールの要

　さて，そのような状況の中，昨今再びSPT（Supportive Periodontal Therapy）が注目されてきています．ご存じのように，SPTとは「動的な歯周治療の後に開始される治療（歯周維持療法）」[*1]のことですから，一見前述した「口腔科」の潮流と直接関係しないように思われますが，実は感染予防・インフェクションコントロール（Infection Control）という観点からみると，両者にそれほどの違いはありません．つまり，口腔からみた全身の感染予防にかかわるのが「口腔科」，歯周組織の継続した感染予防に注目するのが「SPT」ということになります．どちらも疾患の根本原因となる「細菌」に着目しているという点で共通しています．

　1996年，Offenbacherは「歯周治療とその後に続くSPTにより，継続して歯周病菌の感染を抑えれば，歯周病の再発や進行を防止できるだけでなく，口腔内細菌がさまざまな全身疾患に及ぼす影響も回避できる」という歯周医学（ペリオドンタル・メディシン：Periodontal medicine）という考え方を提

唱しました[1]．これも，大きくみれば「歯科」が「口腔科」へ転換するための有力な概念ととらえることも可能でしょう．

ここで図2-1をご覧ください．すべての歯科医療が，継続したインフェクションコントロールの上に成り立っていることがおわかりいただけると思います．とりわけ細菌感染症である歯周病のコントロールなしでは，いかなる歯科治療も砂上の楼閣でしかありません．それを支えるのがSPTなのです．

かつて「歯科医療は，積んでは崩れ，崩れてはまた積む，際限のない石積みをしているようなもの」といわれた時代がありました．そんな治療と再発の繰り返しにピリオドを打つためには，失った組織を修復するだけでなく，その原因となっている細菌の除去に目を向けることが何よりも大切です．もちろん，細菌のコントロールとして従来から推奨されてきたセルフケアはとても重要ですが，「病気にかかりやすい」ということは，つまり「リスクが高い」ということですから，長い期間にわたって安定した口腔を担保するためには，セルフケアのかたわらにいつもそっとプロケアが寄り添うという構図が望ましいのです．

「個々のリスクを見つめる目」と，それに対処するための「継続したケアシステム」，そしてそれを支える「圧倒的なプロケアの技」．これらがSPTを成功させるための大きな柱となります．SPTの"Supportive"には，「プロが寄り添い，癒し，支える」という意味合いが常に込められていることを理解してください．

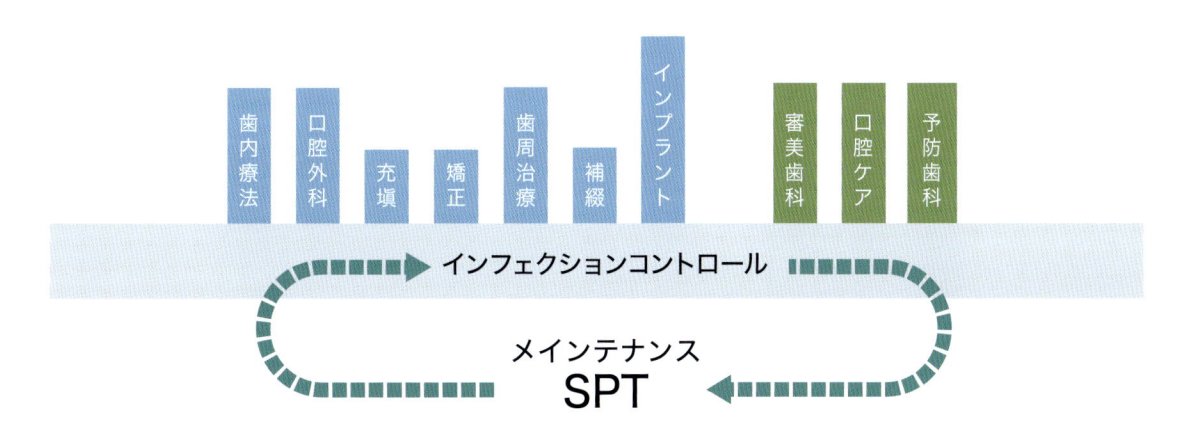

図2-1　歯科治療には継続した"インフェクションコントロール"が不可欠

Keyword

SPTの定義*1
SPT (Supportive Periodontal Therapy)：歯周基本治療，歯周外科治療，修復・補綴治療により病状安定となった歯周組織を維持するための治療．プラークコントロール，スケーリング，ルートプレーニング，咬合調整などの治療が主体となる

【特定非営利活動法人日本歯周病学会：歯周病専門用語集．医歯薬出版，東京，2007】

● SPTにおけるPMTCの位置づけ

■ 歯周治療におけるSPTの位置付け

そもそも「SPT」という用語は，1989年の米国歯周病学会（AAP：American Academy of Periodontology）のコンセンサスリポート(*2)ではじめて登場したものです．そこでは，SPT（Supportive Periodontal Therapy）とは，「動的な歯周治療の後に開始される治療」と定義されています．つまり「歯周治療後のメインテナンス」のことなのですが，その後の海外論文をみると，必ずしもSPTという用語で統一されているわけではなく，"Periodontal Maintenance"や"Periodontal Recall"などという用語も依然として多く使われています．

論文を詳しく読むと，どうやらSPTという用語を用いる際には，専門家による支援（Support）あるいは動的な歯周治療後にさらに行われる治療（Therapy）についての意味合いが強い場合に，あえてSPTという言葉が使われているようです．したがって，日本語では「歯周維持療法」と訳すのが妥当なのではないかと思っています．

日本歯周病学会では，SPTを「歯周基本治療，歯周外科治療，修復・補綴治療により病状安定となった歯周組織を維持するための治療」と規定しています(*1)．また，そこではSPTとメインテナンスを区別して扱っており，メインテナンスについては「治癒した歯周組織を長期間維持するための健康管理」という説明がなされています．その中で，歯周治療の基本的な流れはおおよそ図2-2のようなものとなっています．

ご承知のように，歯周病は感染症であると同時に，生活習慣病の側面も持っていますから，いったん治ったように見えても，患者さんのリスクによっては再発しやすく，完全な治癒を得ることが困難な病気です．したがって，一般的な歯科医院で治癒の段階までもっていくのはかなり難しいのが現実です．そこで，病状安定の状態を維持し，さらにより改善するためのSPTが重要になってくるわけです．ちなみに，前述のAAPのコンセンサスリポートには，「SPTは，歯周治療後のメインテナンス時に適用されるだけでなく，歯周病に罹患しているにもかかわらず，全身状態やその他の理由で歯周外科処置が受けられない患者にも適用される」という文章が付記されています．

■ 歯周治療は動的治療とSPTの2本立て

Lindheらの最新の教科書では，歯周病は感染症であるということを重視して，"Plaque Control"ではなく，"Infection Control"という用語を使用しています．また，初期治療・付加治療・再建治療と明確に区別された動的治療部分と，支援ケアとしてのSPT部分の2本立てであることが明示されています（図2-3）[2]．
ポイントは，
①外科的治療があくまでInfection Controlの付加治療であると位置づけられていること
②Infection Controlが成功してはじめて歯周組織再生療法やインプラント治療，咬合，補綴治療などの再建治療が可能になること
③SPTは治療領域ではなく，支援ケア領域（Supportive Care）として位置づけられていること
④すべてが一連の流れの中で患者さん固有のリスク診断によって組み立てられていることです．

本稿のテーマである「ケア発想」と関連して，"Supportive Care"という言葉に特に注目していただければと思います．

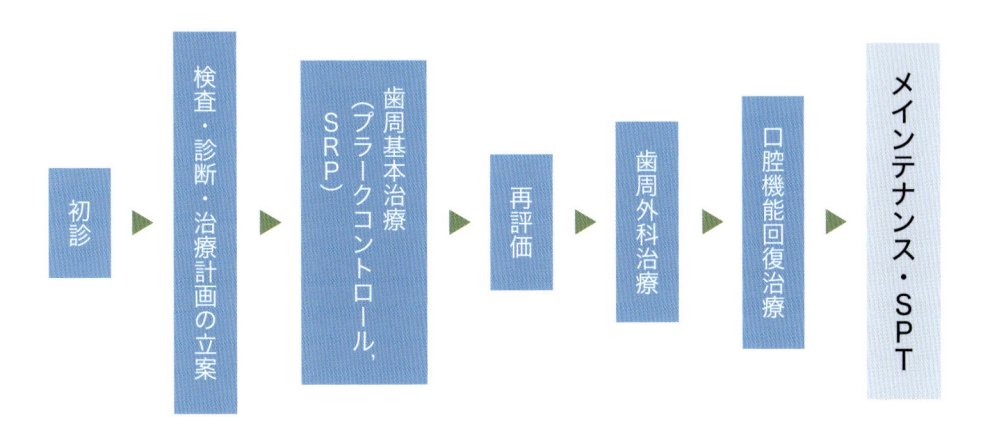

図2-2　日本歯周病学会による歯周治療の流れ

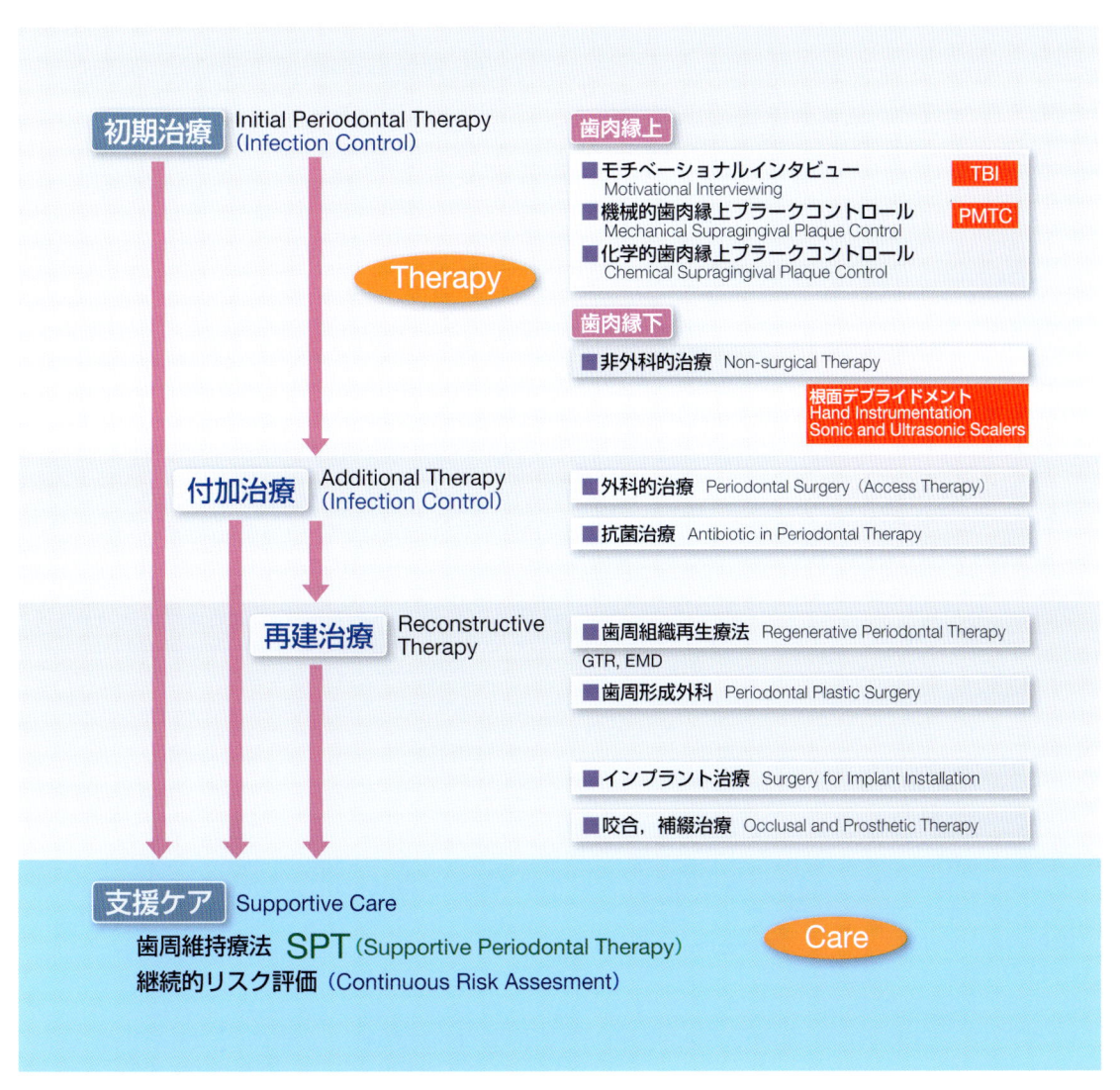

図2-3　Lindheらによる歯周治療の流れの概略[2]（原著に加筆して作図）
SPTは治療領域ではなくケア領域（Supportive Care）として位置づけられていることに注目

1. 歯周治療には継続したSPTが不可欠　　025

● S P T に お け る P M T C の 位 置 づ け

「治ったように見える」は要注意

スケーリングやルートプレーニングを行うことで，歯石やバイオフィルム状のプラークが除去され，根面が滑らかになり，ポケット内が清潔な状態になります．すると，結合組織や骨が再生する前に，ポケットの中を這うようにして上方から上皮が再生（down-growth）して，一見すると治ったかのように見えます．ところが実際は，上皮はセメント質にくっついているだけなので，再び剥がれやすい状態です．この状態を「長い上皮性付着」とよびます（図2-4-①）．

上皮より先に結合組織や骨が再生する理想的な状態を実現するのが，エムドゲイン（EGR）法やGTR法による再生治療ですが（図2-4-②），そうした特殊な治療を行わずとも，長期継続的にSPTを行うことで，良好な状態を維持することができます．また，「上皮性付着は，長い時間をかけて結合組織性付着に置換される」という報告もあります（図2-5）[3]．

歯周病の患者さんの場合は，油断するとすぐに付着が破壊されてアタッチメントロスが発生します．そこに再びポケット形成が起こる前に，すかさずSPT（歯肉縁上ならPMTC，歯肉縁下なら歯周デブライドメント）を行うことで，付着部分が引き締まってきます（図2-6～8）．さまざまなテクニックを駆使して安定した状態を維持し，15年経過した状態が図2-9です．非常に良好に経過していることがおわかりいただけると思います．

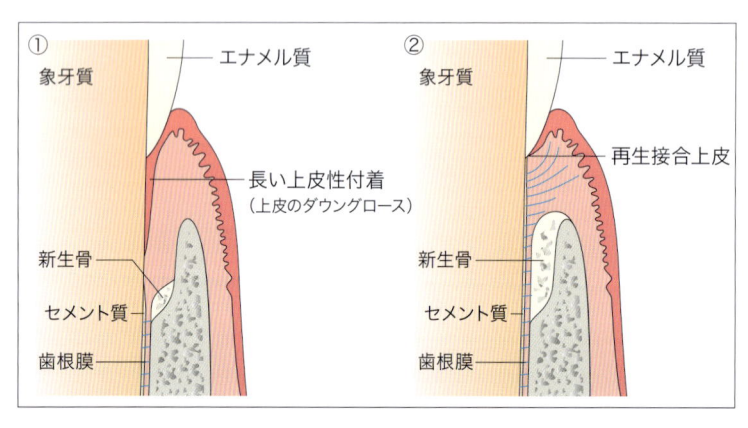

図2-4 歯周治療後の治癒像の違い
①通常の歯周治療後は，長い上皮性付着で治癒（修復）する
＊本図は，SRPなどの非外科療法および一部の外科療法（組織付着療法）を前提としている．外科療法には，歯肉を切除することによって意図的に歯肉退縮を起こし，ポケットを浅くしようという術式（切除療法＝Apically Positioned Flapなど）があり，この場合の治癒像は異なる[4]
②理想的な歯周組織再生．再生療法はこのような治癒像を期待する

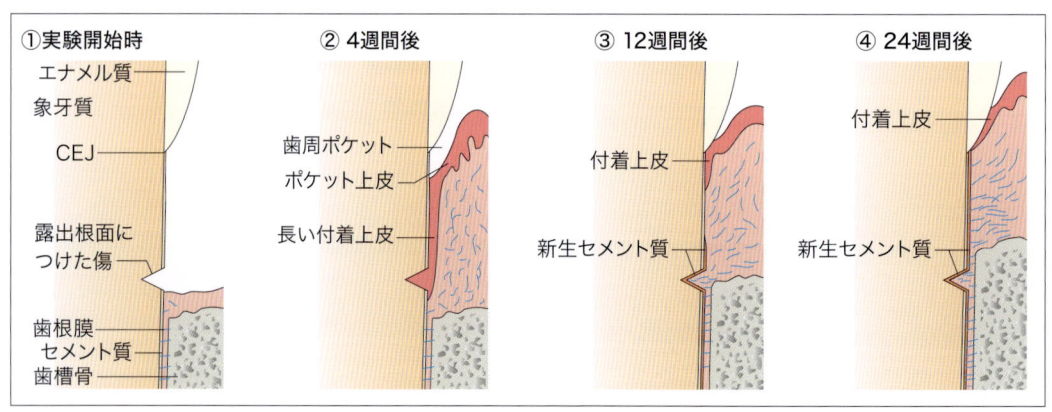

図2-5 長い上皮性付着のターンオーバー[3]

継続的なSPTによる歯周組織の安定

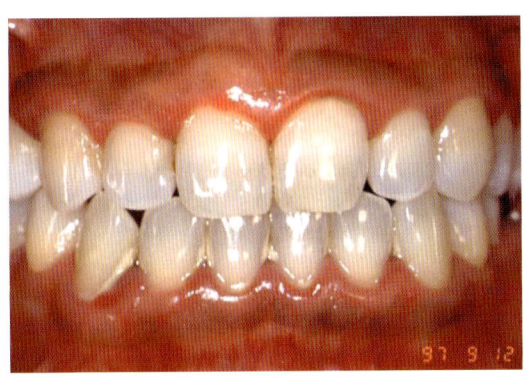

図2-6　40歳，女性の初診時口腔内（1997.9）
全顎にわたって歯肉の発赤，腫脹がみられる．歯肉縁上・縁下とも歯石の付着が著しい

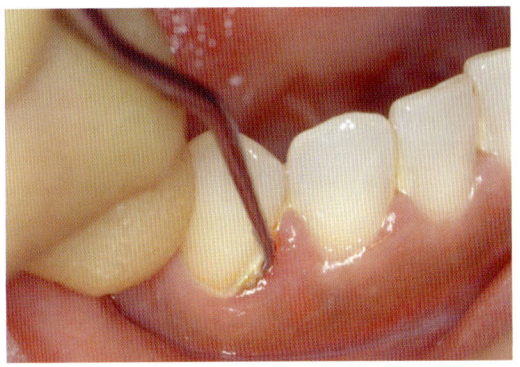

図2-7　数カ月おきのSPTを継続
歯周デブライドメントでは，セメント質を傷つけないようにキュレットの刃部の当て方，角度に気をつける．歯石の再沈着があればSRPを行う

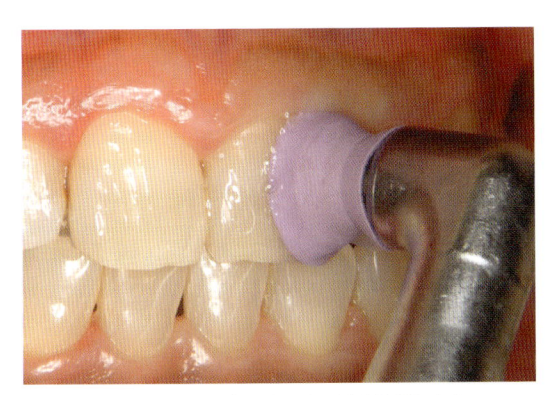

図2-8　PMTCで歯面・根面をできるだけ滑沢にする
必要に応じて歯周ポケットの洗浄，フッ化物塗布を行う

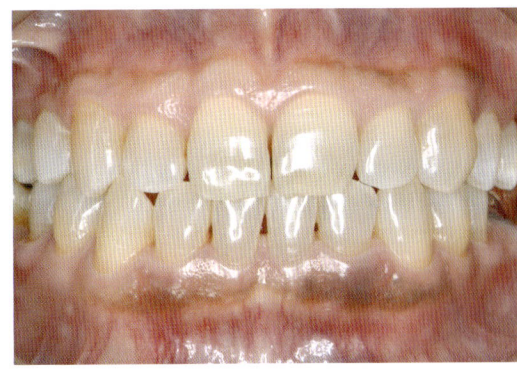

図2-9　初診から18年後の口腔内（2015.10）
再生療法や歯周外科治療を行わなくても，継続したSPTによって安定した歯周組織を維持できる

Keyword

アメリカ歯周病学会のSPTの定義[*2]

動的な歯周治療の後に開始される治療．歯周治療後のメインテナンス時に適応されるだけでなく，歯周病に罹患しているにもかかわらず全身状態やその他の理由で歯周外科処置が受けられない患者にも適応する

【アメリカ歯周病学会：AAP歯周治療法のコンセンサス，クインテッセンス出版，東京，1989】

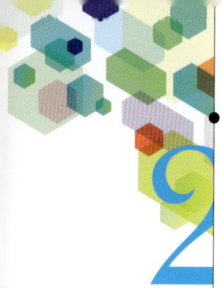

● SPTにおけるPMTCの位置づけ

SPTとケアとの深〜い関係

▍「セルフケアの限界を知る」という視点

　SPTを継続するためには，患者さんにその成果を実感していただくことが大切です．その際に忘れてはならないのが，「セルフケアの限界を知る」という視点です．

　「プラークコントロールはセルフケアに期待する」というのが一般的な考え方でしょう．確かに，「患者さんの身体は患者さん自身が守るもの」という考えは，全くそのとおりで，いきすぎたプロケア（過剰な治療，検査，投薬など）に依存しがちな現代の医療のあり方には多くの問題があります．しかし，実際の歯科臨床では，ブラッシングなどのセルフケアを通して，「患者さん自身が全身の健康に思いをはせ，"自分の身体はみずから守っていく"という真の健康観を培う」というごくあたり前のことが，なかなか達成しにくいというのも一面の事実でしょう．それなら，少しでもそのハードルを低くするための仕掛けが必要なのではないか，というのが私たちの主張です．

　もちろんブラッシングで除去できるプラークもありますが，バイオフィルム状に成熟したプラークはそれだけでは容易に取り去ることができません．バイオフィルムとは「何種類も細菌が共同体をつくり，硬組織界面にへばりついた状態」をいいます．たとえば，橋桁の下や，キッチンシンクの排水口の中に広がっている"ぬるぬる"もバイオフィルムの一種で，これらは普通にこすってもなかなか落とせないものです（p.16参照）．物理的に取れないものを，「歯磨きができていない」と決めつけること

は，SPTが続かない大きな要因となる可能性があります．

　SPTでは，いま自分が扱っているプラークがその成熟過程のどの段階なのかを見極めることが大切です．それによってさまざまにケアのオプションが違ってきます．プラークの形成初期の段階では，ブラッシングや含嗽剤は有効でしょう．しかし，それがバイオフィルム状に成熟してくるにつれて，その効果は徐々に限定的となります（図2-10）．

　セルフケアの限界を知り，それをプロフェッショナルケアによって支えていく，つまりセルフケアとプロケアのバランス（図2-11）こそが重要であり，SPTの"Supportive"には，常にそのような意味合いが含まれています．

▍SPTに不可欠なケアの発想 （予防とケアの違い）

　ここで，本稿のテーマであるSPTを行うにあたって欠かすことのできない「ケアの発想」について説明します．

　歯周治療だけでなく，歯科のメインテナンス全般において，私は「予防」ではなく「ケア」の発想を重視しています．予防はいわば「転ばぬ先の杖」ですが，患者さんの中にはどうしてもリスクの高い人，つまり「転びやすい人」もいます．そういう人に対して，予防をあまりに強調しすぎるのは私自身の経験からもうまくいかないものです．一方，「ケア」は不幸にして転んだ人たちにそっと手を差しのべる行為です．ケアは個々の多様性にきめ細やかに対応します．

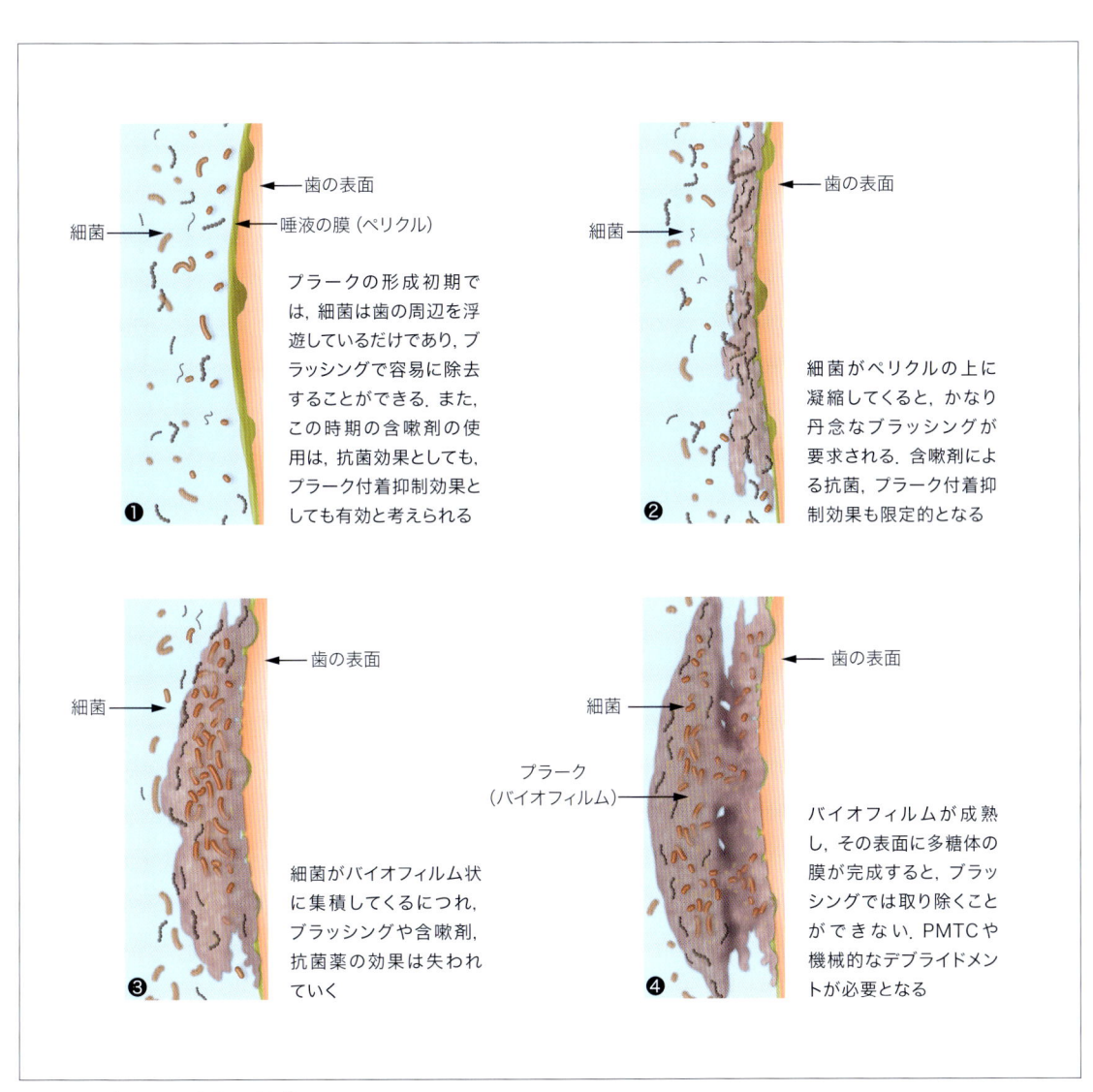

図2-10 プラークの成熟の過程[5)]
SPT時には、プラークの性状を見極めることが重要。それによってケアのオプションが違ってくる

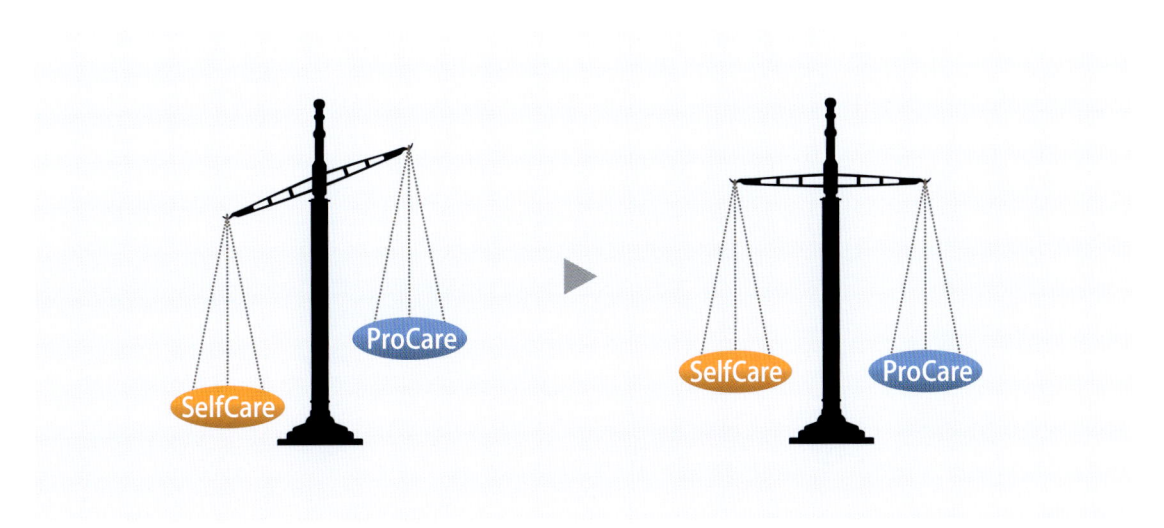

図2-11 セルフケアとプロケアのバランスが大切

● SPTにおけるPMTCの位置づけ

歯科における予防は，それ自体があまりにも正論であるがゆえに，一種の教条的（ドグマティック）な側面をも持ち合わせています．理想はいつもまぶしすぎて，近寄る者を翻弄することさえあります．

もし，この「予防」という言葉を「ケア」に置き換えてみたら，はたして何が見えてくるでしょうか．状況によってさまざまでしょうが，少なくとも「予防」という言葉の持つやや高圧的な響きが，「メインテナンスを通して一人ひとりをみつめ，寄り添っていく」という柔らかな響きに変わり，臨床の可能性が大きく広がっていくようなイメージをもつのは私だけでしょうか．そして，そのことが結果として患者さんの継続的な来院を促し，新たな予防の地平を切り拓くとしたら，時流の中で脚光を浴びつつも半ば停滞化しつつある歯科予防のパラダイムが大きく変換するものと思われます．

歯周病はケア型疾患である（キュアとケアの違い）

キュアとケアを，たとえばがんで考えてみると，仮にがんの宣告を受けて，しかもステージ4だということであれば，治療によるキュアよりも身体と心のつらさを和らげるケアが必要になります．逆にステージ1なら，圧倒的にキュアの領域です（図2-12）．

また，キュアとケアに関するもう1つの考え方として，"生活習慣病モデル"があります．たとえば，感染症や腫瘍は，何らかの処置をすることで治る"キュア型疾患"です．しかし，糖尿病や高血圧などの生活習慣病は完治することのない"ケア型疾患"です．いずれもクオリティ・オブ・ライフ（QOL）の向上を目指すものですが，両者では肝心の"ライフ"の意味が異なっています．キュア型疾患の場合は「ライフ＝命」，ケア型疾患では「ライフ＝生活」なのです（図2-13）．

では，歯周病はどちらのタイプでしょうか．歯周病も軽度・中等度・重度というステージがある疾患で，一種の生活習慣病でもあります．ですから，その治療にケアの発想を組み入れることはきわめて自然であり，また必要不可欠なことだといえます．そして，このケアを主体的に担っていくのが歯科衛生士です．一方，歯科医師は主にキュアを担当します．つまり，歯

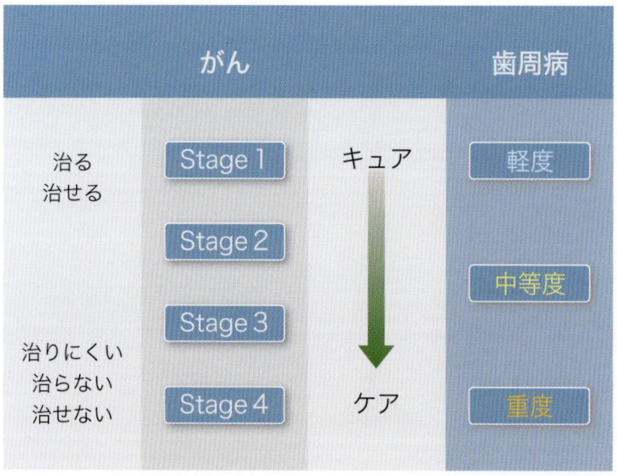

図2-12　一般医科モデル
一般医科モデルでは，重度になるほどケアが必要になる

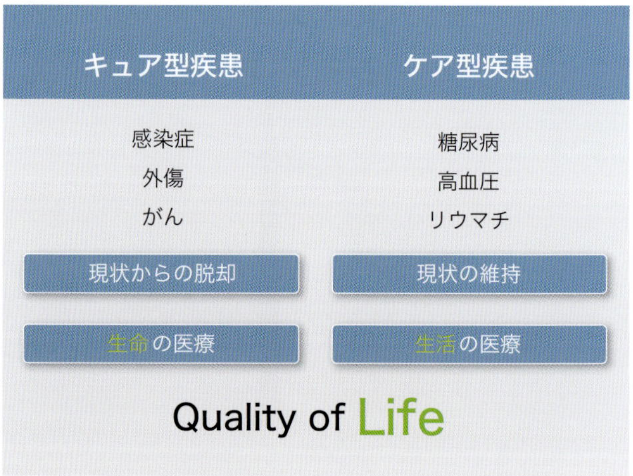

図2-13　生活習慣病モデル
生活習慣病モデルにおけるケア型疾患では，生活の質が重要になる

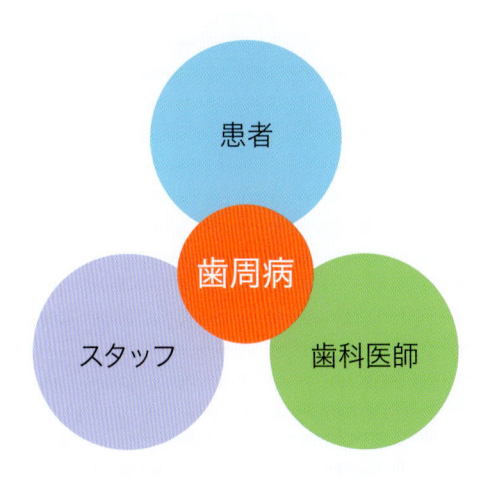

図2-14 歯周病は，患者さん，スタッフ，歯科医師が三つ巴になって取り組んでいくケア型疾患

周治療は，歯科医師だけが孤軍奮闘するものではなく，スタッフの協力を前提としたチーム医療でなければうまくいかない，ということです．さらにここにセルフケアの観点も含めるならば，歯周病は「患者さん・スタッフ・歯科医師が三つ巴になって取り組んでいくケア型疾患」であるという言い方もできます（図2-14）．

SPTでは個々のリスクに対して長期的な視点で対応していく

世の中には，ほどほどのセルフケアのレベルでも歯周病に罹患していない人たちはたくさんいます．一時的な治療の介入で大事に至らない人たちも相当数いるでしょう．

しかしそれとは対照的に，免疫や遺伝子レベルの問題なのか，あるいは口腔内の細菌の力関係などの理由なのか，歯周病菌に対して抵抗力の弱い人たちも確かに存在します．また生活上の理由，身体的な理由などでどうしてもセルフケアのレベルが落ちてしまう時期もあります．私たちの本領が試されるのはそんな人たちに出会ったときです．

試みにまず，「あなたが悪いのではありませんよ」と，そっとささやいてみてください．その瞬間に患者さんの表情に，それまでとはうって変わった戸惑いとも安堵ともとれる柔らかな感情が漂うはずです．

「悪いのはあなた自身ではなく，あなたの健康を脅かす強力な細菌なのです．○○さんはいままでそれなりに頑張ってきましたよね．ブラッシングもそれほど下手じゃありません．にもかかわらず，このようなことになってしまった．つまり，○○さんのお口に棲みついている細菌は，ご自分だけの力ではとうてい打ち勝てないのです．ですから，これからは私たちプロがお手伝いします．一緒に病気の源であるプラークと闘っていきましょう．もちろん，ご家庭でのブラッシングや生活習慣もとても大切です．いろいろご指導しますから，これまで以上に気をつけてくださいね」──そんな言葉が，どれだけ患者さんを勇気づけるかわかりません．医療には，ときとして「励まし」よりも「いたわり」の言葉が功を奏することがあるのです．それは，プロとして弱者を支える行為であり，決していきすぎたケア行為ではありません．

「個々のリスクに対して長期的な視点で対応していく」，それこそがSPTの原点であることをぜひご理解ください．

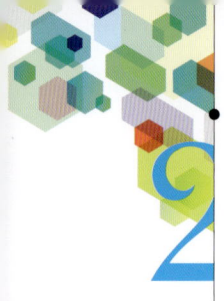

● SPTにおけるPMTCの位置づけ

2-3 SPTでは何を行うのか？

定期検診は確実に歯を守る――SPTでどのくらい歯は長持ちするの？

　本稿では「SPTで具体的に何を行うのか」についての世界的なスタンダードを解説していきますが、その前に、SPTによって確実に歯の寿命が延びることを文献的に確認しておきましょう。「Maintenance, Periodontal, Tooth Loss」で文献を検索すると、きわめて多くの論文がヒットします。その中で、調査対象数が多く、観察期間の長いものを4編選び、結果をまとめました（**表2-1**）。

　メインテナンスの内容、調査対象や調査期間などに多少の違いはあるものの、一人平均喪失歯数はいずれも少なく、0.4～3.6本でした。この値は、日本人が40歳から70歳までの30年間に失う歯の本数10.5本*と比べて著しく低い数値です。このことから、定期的なメインテナンスで、いかに歯を失わずに保てるかということがわかります。また、**表2-1-④**の論文から若い時期からしっかりとメインテナンスを受けている人ほど、歯を失っていないことがわかります。

　特に**表2-1-①**のHirschfeldによる論文は、被験者がすべて歯周病の患者さんであり、その最長メインテナンス期間が53年という報告も含め、その先見性と実証性において際立っています。この研究では、結論として、一人平均喪失歯数はすべての平均で1.8本でし

表2-1　SPTによる歯の喪失率の影響[6～9]

主な報告者（報告年）	国／患者数年齢	リコール間隔	メインテナンス期間	メインテナンス・プログラム	一人平均喪失歯数
Hirschfeld (1978) ①	米国／600人 平均42歳	4～6カ月	平均22年	●歯周病患者に対する歯肉縁下のスケーリング ●咬合の診査と調整 ●口腔衛生指導	1.8本
McFall (1982) ②	米国／100人 平均43.8歳	3～6カ月	平均19年	●歯肉縁上・縁下のスケーリング ●歯面研磨 ●口腔衛生指導 ●咬合調整・習癖のチェック ●全身疾患のチェック ●必要なら歯周外科治療	2.6本
Goldman (1986) ③	米国／211人 平均43.8歳	3～6カ月	平均22年	●歯肉縁上・縁下のスケーリング ●口腔衛生指導（歯ブラシ、フロス、ラバーチップ） ●咬合調整 ●必要なら歯周外科治療やバイトガード使用	3.6本
P.Axelsson (2004) ④	スウェーデン／550人 20～65歳	3～12カ月	30年	●自己診断についての専門的な教育・歯ブラシ、歯間ブラシ、デンタルテープ、トゥースピックの指導 ●歯科衛生士による染め出し、プラーク除去、PMTC ●フッ化物塗布	0.4～1.8本

＊平成23年歯科疾患実態調査における1人平均現在歯数の資料をもとに、40歳時と70歳時の現在歯数の差から算出

た．調査開始時に多くの重度歯周病の患者さんを含んでいるにもかかわらず，このような良好な結果になった理由としては，

- 歯周治療後の定期的なメインテナンス（4〜6カ月）を受けている患者さんのみを対象としている
- 早い段階から質の高い歯周治療とメインテナンスが施された

などが考えられますが，いずれにしても，歯周治療後に根気よくSPTを続けることで，確実に歯の喪失が防げることが実証されています．

SPTの診査項目と実際に行うこと

次に「SPTで具体的に何を診て，何を行うか」についてのガイドラインを文献で検証します．SPT時の診査項目についての最近のAAP（米国歯周病学会）による公式見解を表2-2に，さらにその具体的治療内容を表2-3に示しました．SPTのコンセンサスとしては，これが一応世界的なスタンダードとなります．やや細かいですが，自分の日常の行為を検証するうえでは大いに参考になると思いますので，ぜひ目を通してください．

特に注目すべき事項としては，昨今の「歯周医学（Periodontal Medicine）」の考え方を反映して，いずれのガイドラインも診査項目の最初に内科的病歴の更新が記載されていること，インプラントの普及に伴うインプラント部位の精査などが強調されていることです．なお，「口腔清掃」を表す用語として，やや漠然とした従来の「Oral Prophylaxis（口腔清掃）」に代わって，より具体的な「Mechanical Tooth Cleaning（機械的歯面清掃）」が学術用語として定着し始めています．

また，ほかに，「3年を過ぎると，通常のSPTでは初期治療で得られた結果をそのまま維持することができない」としたレビューもあり[12]，表2-3に太字で示した，通常のSPTプログラムを漫然と続けるだけでなく「病態の臨床的所見と評価に基づき，メインテナンス間隔を頻繁に修正したり，積極的な治療に戻ったりすべきである」という記載は，特に重要と思われます．

表2-2 AAP（米国歯周病学会）によるSPTにおける診査項目[10]

①歯科，内科的病歴の更新
②歯周・インプラント周囲の軟組織の診査と歯科X線写真像の追跡と評価
③患者による口腔衛生の評価
④プラーク，バイオフィルム，ステイン，歯石を取り除き破壊するためのMechanical Tooth Cleaning
⑤再発性や難治性例では，薬剤のLocal Deliveryや全身的な化学療法が補助的に適応される．個々のリスク要因を継続して評価し，歯周およびインプラント周囲組織の悪化が疑われた場合には，適切な治療によって新たな，あるいは従来からのリスクや病因を除去したり緩和したりする
⑥歯周およびインプラント周囲の新しい，継続した，治癒しにくい病変部位を特定し治療する
⑦適切なメインテナンス間隔の確立

● S P T に お け る P M T C の 位 置 づ け

表2-3　SPTの診査事項および治療内容[11]

① 内科的・歯科的病歴の更新
② 歯の診査項目
　　A. 歯の動揺度, フレミタス
　　B. う蝕の評価
　　C. 補綴物
　　D. その他
③ 歯周組織検査
　　A. プロービングデプス
　　B. BOP（プロービング時の出血）
　　C. プラーク, 歯石の付着状況
　　D. 根分岐部の診査
　　F. 歯肉退縮
　　G. 咬合と歯の動揺
　　H. その他
④ インプラントとインプラント周囲炎の検査
　　A. プロービングデプス
　　B. BOP（プロービング時の出血）
　　C. 上部構造とアバットメントの診査
　　D. インプラントの動揺度
　　E. 咬合診査
　　F. その他
⑤ X線写真診査
⑥ 臨床的, X線写真診査を基準とした病態の評価
⑦ 口腔衛生状態の評価
⑧ 処置
　　A. 歯肉縁上・縁下のプラークと歯石の除去
　　B. 必要な場合は抗菌薬の投与
　　C. 増悪部位に対する外科処置
⑨ コミュニケーション
　　A. 口腔衛生の再指導
　　B. メインテナンス間隔についてのコンプライアンス
　　C. 喫煙などのリスクファクターについての助言

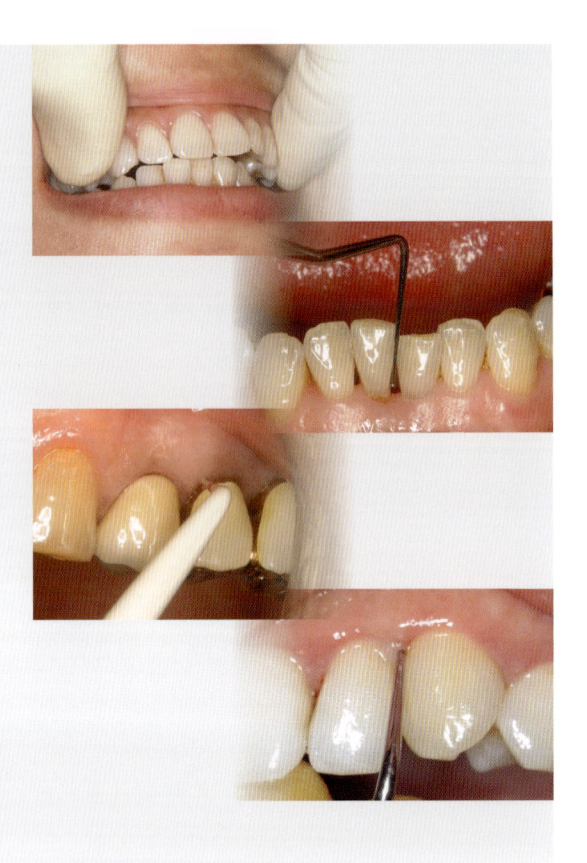

SPTの計画
1. 歯周病の既往のある患者さんには, 3カ月おきの来院が歯肉の健康を維持するためにもっとも効果的である
2. 病態の臨床的所見と評価に基づき, メインテナンス間隔を頻繁に修正したり, 積極的な治療に戻ったりすべきである

▎SPTでは必ずしも歯肉縁下のデブライドメントが必要ではない

　SPTは, 一連の動的治療の段階で, 歯肉縁下歯石の除去, 咬合治療, セルフケアの確立などが終了していることを前提としています（図2-15）. 表2-4の2論文では, 「3〜6カ月おきのSPTが続いていれば, そのたびに歯肉縁下のすべてに触る必要はない」ことが強調されています. SPTで大切なことは, 患者さん自身によるブラッシングのチェックと, 専門家による歯肉縁上のサポーティブケア（PMTC, ディプラーキングなど）です（p.76, 77参照）.

　具体的には, SPTではまず全顎のプロービングを行い, 前回と比較してその値が大きくなっている部位, あるいは明らかな歯肉縁下のバイオフィルムや根面のざらつきを認めた部位に限って慎重なデブライドメントを行います. なお, BOPはあくまで炎症の有無を表す指標であり, BOP（+）であっても, 必ずしも歯肉縁下処置が必要とは限りません（図2-16）.

SPTは

歯石の除去
咬合治療
セルフケアの確立
など，一連の歯周治療が
終了していることが前提

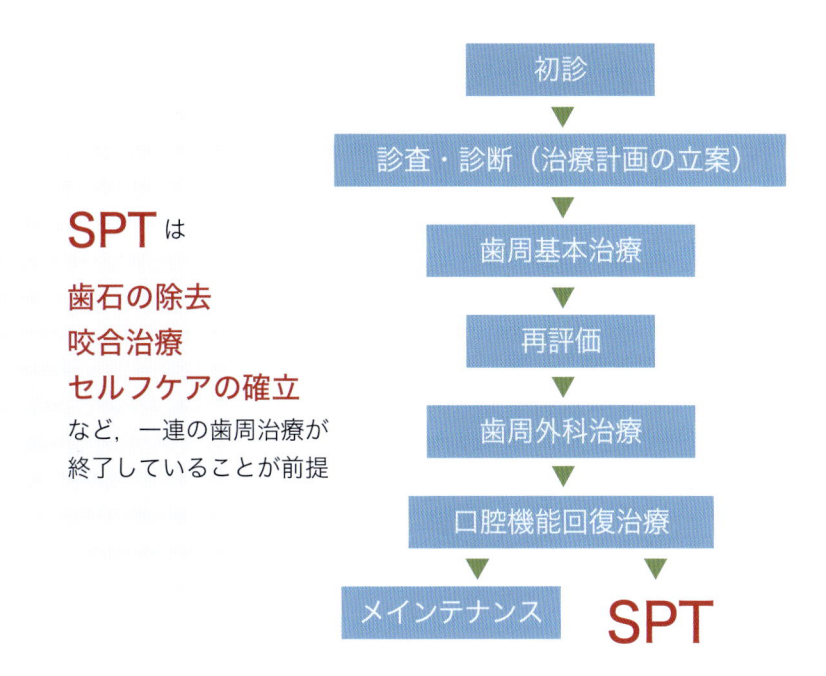

```
初診
 ↓
診査・診断（治療計画の立案）
 ↓
歯周基本治療
 ↓
再評価
 ↓
歯周外科治療
 ↓
口腔機能回復治療
 ↓         ↓
メインテナンス  SPT
```

図2-15　歯周治療におけるSPTの位置づけ

表2-4　SPTにおける歯肉縁下処置の必要性[12,13]

著者	論文名／掲載誌
Renvert S, Persson GR	Supportive periodontal therapy. Periodontol 2000, 36：179-195, 2004.

- SPT時にBOP（Bleeding on Probing）があっても，その部位のプロービングデプスが増加していない場合には，歯肉縁下のデブライドメントを行うことの効果についての科学的な根拠は乏しい．したがって，プロービングデプスが増加していない部位にそのような治療は行うべきでない
- SPTのたびに浅い出血部位に通常の機械的な歯肉縁下デブライドメントを行うと，アタッチメントロスを起こす結果となる

著者	論文名／掲載誌
Ximénez-Fyvie LA, Haffajee AD, Som S, Thompson M, Torresyap G, Socransky SS	The effect of repeated professional supragingival plaque removal on the composition of the supra and subgingival microbiota. J Clin Periodontol, 27(9)：637-647, 2000.

徹底した専門家による歯肉縁上プラークコントロールにより，歯肉縁上のみならず歯肉縁下の細菌数が減少し，歯周組織の健康が保たれることが臨床的所見からも細菌学的所見からも示された

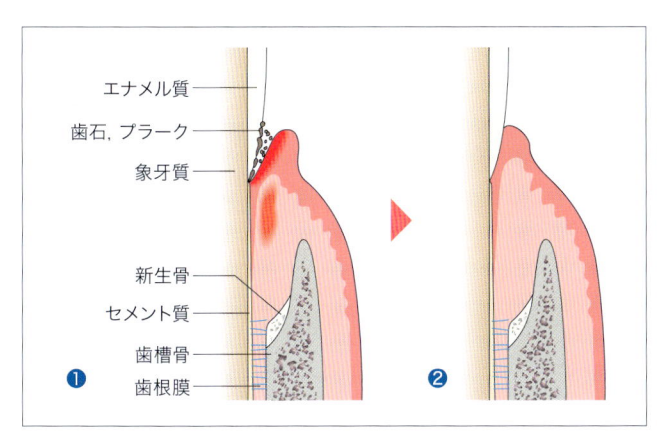

図2-16　SPTにおける歯周炎の再発の有無の確認
①炎症が存在するが付着に破壊がない場合．SPT時に歯周炎が再発したかどうかは，CEJ付近の付着が破壊されているかどうかで診断する．BOPがあったからといって，アタッチメントロスが起こっているとは限らない．適切なプロービング圧により前回とのポケットの深さを比較することがポイント．BOPがあり，付着の喪失が疑われた場合でも，まずは歯肉縁上のプラークコントロール（PMTC，ブラッシング）を行い，再評価後に必要な部位だけ歯肉縁下のデブライドメントを行う
②処置後

● SPTにおけるPMTCの位置づけ

　最近のコンセンサスリポートでは，歯肉縁付近のオーバーインスツルメンテーションを危惧しており，歯頸部付近のセメント質の厚さ（平均50μm）や歯周治療後の上皮性付着の脆弱さを考えれば，SPTにおいては，過度なルートプレーニングを避けるなど，術者のより一層慎重な歯肉縁下の器具操作が望まれます（具体的な手技は図2-17，18を参照）．

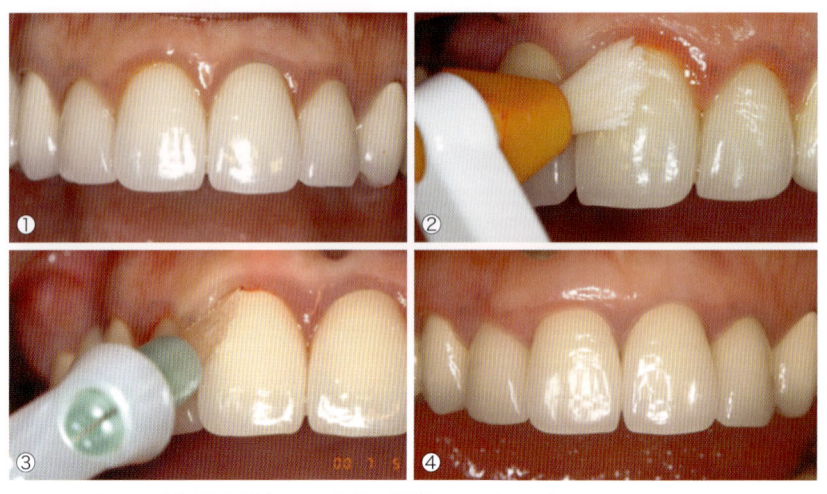

図2-17　SPTの手技（歯肉縁上のみの処置で経過しているケース）
①27歳，女性．前歯部の補綴治療後5年経過時．辺縁歯肉に前回のSPT時にはみられなかった軽い発赤と腫脹が見受けられる．「何かの衝撃で前歯部の補綴物がゆるんだ気がしたため，脱離を怖れてブラッシングが甘くなった」とのこと
②BOP（＋）だがプロービングデプスに大きな変化はなかったため，アタッチメントロス（−）と診断した．ブラッシングの確認，歯科医師による咬合調整，歯科衛生士による歯肉縁上のプロケアを行う
③本症例のようなケースでは，軟毛のワンタフトブラシを用いて辺縁歯肉に極力ダメージを与えないように注意してケアを行う
④補綴治療終了から15年後．良好に経過している．歯肉縁下の深部に対してはほとんど処置を行っていない

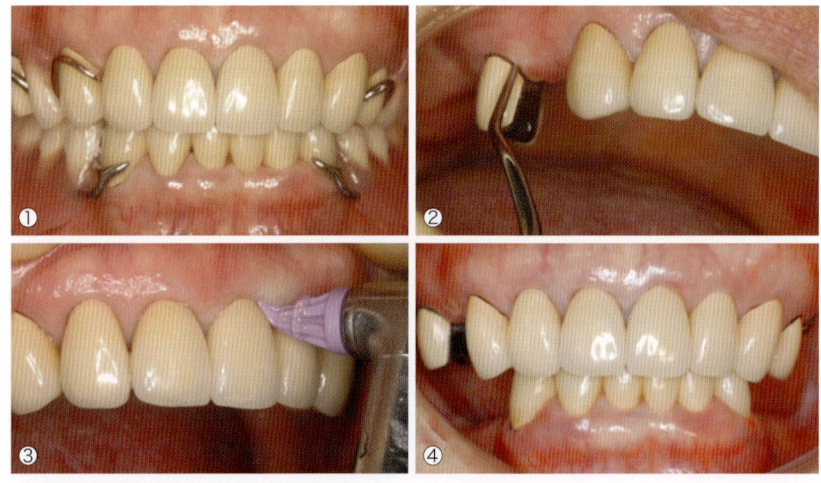

図2-18　SPTの手技（歯肉縁下の処置を行ったケース）
①61歳，女性．初診から約10年後，全顎の補綴治療終了時から2年経過時．補綴治療前からSPTが継続していた
②5｜近心のポケットが深いため，SPTでは同部のデブライドメントを行う
③ほかの部位はPMTCを中心とした歯肉縁上のプロケアを続ける
④補綴治療終了から5年後の状態．義歯の動きに伴うジグリングフォースのためか，｜3｜にやや深いポケットが生じた．咬合調整と麻酔下でのSRPで対応した

SPTの間隔は3～4カ月

p.26で述べたように，一般的な歯周治療後には「長い上皮性付着」の状態で歯周組織の治癒（修復）が進みます（図2-19）．この段階では結合組織や骨の再生が十分ではないため歯周病が再発しやすく，いわゆる上皮が「剥がれやすい」状態です．それを防ぐために行うのがSPTです．

SPTの間隔は，3～4カ月に1度が平均的です．その根拠は，一度剥がし取ったプラークが再びバイオフィルム状に成熟するまでの期間が基準になっています．この間隔は個々のリスクによって個別に決められます．つまり，ハイリスクの患者さんであればもう少し短いスパンで頻繁に行うべきですし，逆にローリスクの方は半年以上開いても大丈夫です．また，同じ患者さんであっても，その時点の状態により柔軟に対応します（表2-5）．

図2-19 長い上皮性付着

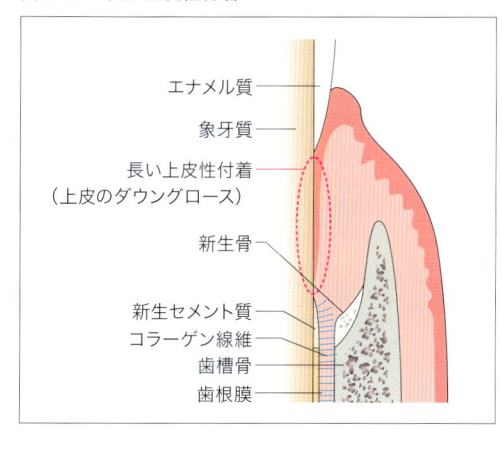

（エナメル質／象牙質／長い上皮性付着（上皮のダウングロース）／新生骨／新生セメント質／コラーゲン線維／歯槽骨／歯根膜）

表2-5 SPTの間隔についての一般的な考え方

- 担当歯科衛生士が患者さんの現在のリスクを総合的に判断して決める．判断に迷うときには歯科医師に相談する
- 文献的にはSPTの間隔については定説はないが，「ルートプレーニング後，細菌の数は平均9～11週で最初のレベルに戻ってしまう」ことから3～4カ月を基準にする[14]
- リスクに応じて加減する
- 最初は短く設定し，安定していれば間隔を延ばしていく
- 妥協的なメインテナンスの場合はこの限りではない
- 一度決めたら固定というものではなく，臨機応変に調整する

Book Review

心に残る言葉

臨床の知

「近代科学の三つの原理，〈普遍性〉，〈論理性〉，〈客観性〉が無視し排除した〈現実〉の側面をとらえなおすために，改めて〈経験〉というもののもつ仕組みと働きが問われなければならない」とする考え方．中村はこれを，「あくまで近代科学に対するものとしての知の枠組みであり，必ずしも医学的臨床のための知を意味するものではない」と述べていますが，生活習慣病としての歯科疾患を考えるとき，一律の科学的基準や一面的なデータを超えて，長期にわたる経験的な事実を踏まえ，患者一人ひとりがもつさまざまなリスク要因から多様な治療方針を決定するうえで，大いに参考になる概念です．

【中村雄二郎：臨床の知とは何か．岩波書店，東京，1992】

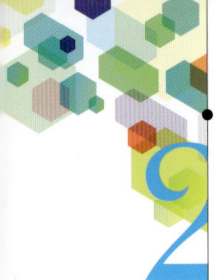

● SPTにおけるPMTCの位置づけ

SPTにおける炎症のコントロール

　SPT時のプロケアについては，歯肉縁上と歯肉縁下に分けて考えます．歯周組織がよい状態で維持されていれば処置するのは歯肉縁上だけでかまわず，無理に縁下を触ることはありません．ただし，プロービングによる再評価は必須です．なお，セルフケア用品の選択や指導のポイントに関しては，後述しますので，本稿ではプロケアにポイントを絞って解説します．

▌歯肉縁上はPMTC，PTC

　再評価の結果，「今回は歯肉縁上だけでいい」と判断した場合には，「PMTC」を行います．PMTCとは，さまざまな器具とフッ化物入りペーストを用いて，すべての歯面の歯肉縁上および歯肉縁下1〜3mmのプラークを機械的に除去する方法です．約30年ほど前にう蝕，歯周病の予防管理を目的として北欧でシステム化され，着実な臨床実績をあげています．術後に爽快感があるため，患者さんにも喜ばれます．研磨ペーストは，ソフトタイプのきめの細かいものをスタンダード（基本）とし，これで落とせない汚れにのみレギュラータイプなどの粗いペーストを用います．特に粒子の粗いペーストが歯肉縁下に入る場合には，セメント質を傷つける可能性があるので要注意です．

　また，特別な器具を使用しなくても，歯科医師や歯科衛生士による術者磨きや，ワンタフトブラシやフロスなど身近にある道具を駆使して歯肉縁上のプラークを除去する方法もあります．私たちは便宜上，これを「PTC」とよんでPMTCと区別しています．歯周治療に慣れていない患者さんや全身疾患，ドライマウスなどの影響によるひ弱な感じの歯肉に特に有効です．経験の浅い歯科衛生士が行うクリーニングとしては，基本的ですがとても大切なテクニックです．

　いずれの場合も，すばやく行うのみならず，やさしく，痛みを与えずに行うよう心がけてください．なお，SPT時に歯肉縁上に歯石の再付着や頑固な着色を認めた場合には，手用キュレットや超音波スケーラーですばやく除去します．この際，超音波スケーラーの先を歯頸部付近に突き立てたり，不用意に歯肉縁下に入れたりすると，歯面を傷つけるだけでなく，患者さんに痛い思いをさせることにもなりかねません．SPTは継続することが大原則ですから，くれぐれもやさしく，患者さんが気持ちよく感じられるよう気をつけていただきたいと思います．

▌歯肉縁下はデブライドメント

　上皮性付着が剝がれてしまった歯肉縁下については，デブライドメントを行います．ポケット内には，ぬるぬるしたバイオフィルム状のプラークが蓄積しています．歯石も多少存在しているかもしれません（図2-20）．これらのすべてを取り去る行為を「歯周デブライドメント（Periodontal Debridement）」とよびます．根面に着目した場合には「ルートデブライドメント（Root Debridement）」という用語も用いられます．

　従来の考え方では，ポケット内の歯石を取

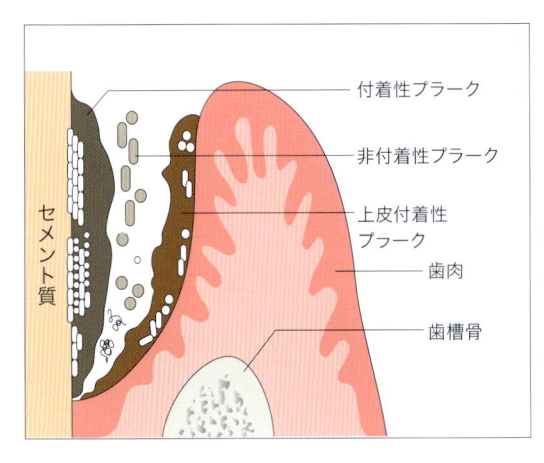

図2-20 歯周デブライドメント
（Periodontal Debridement）
生体に外来から沈着した刺激物，およびそれによって変性した組織などを除去することをいう．歯周治療においては，歯肉縁下のプラーク，歯石，汚染歯根面，不良肉芽組織を除去することを指す[15]

ることだけが重視され，浮遊性・付着性・上皮付着性のプラークについてはあまり意識されていませんでした．そのため，メインテナンスといえばルートプレーニングやスケーリングを行うのが常識でした．しかし，「歯周治療＝インフェクション（感染）コントロール」という発想からいえば，歯石はあくまでもバイオフィルムの産物ですから，その元を絶つというのが最近の考え方です．

また，3～4カ月おきにメインテナンスに通っていれば，通常歯石にまではならないため，そこを不用意にルートプレーニングしてしまうと，セメント質を必要以上に傷つける結果にもなってしまいます．SPTでは，セメント質表面の歯石（ざらつき）やポケット内に浮遊しているプラークをそっと掻き取ることが重要です．

実際のデブライドメントで使用する器具は，インレーのマージンやクラウンのフィットなどをチェックする際に用いるエキスプローラーと，グレーシー型キュレットのミニタイプを使います（図2-21～22）．繊細な感覚が得られるエキスプローラーで根面をチェックして，ざらつきがあればキュレットに持ち替えてプラークなどを掻き出す，という行為を繰り返し行います．

図2-21 根面を探るためのエキスプローラー

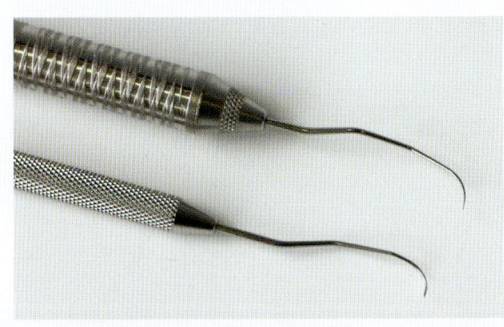

① Hu-Friedyエキスプローラー両頭11／12 AF，両頭11／12（モリタ）．先の細いエキスプローラーは根面のざらつきを探る器具として適している．目盛りつきのプローブでは細かい凹凸が察知しにくい

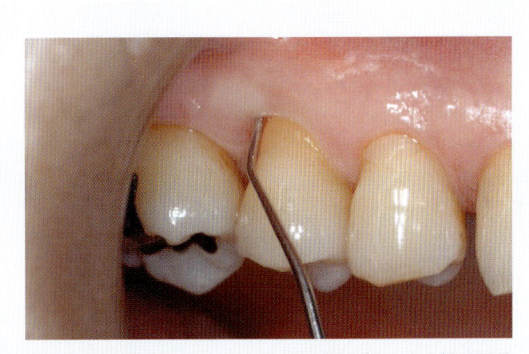

② 先の細いエキスプローラーは根面のざらつきを探る器具として適している．プローブでは分かりにくい細かい凹凸も察知しやすい

● S P T に お け る P M T C の 位 置 づ け

　SPT期のデブライドメントは引き締まっていた歯肉や根面を痛めないように行います．特に歯頸部付近のセメント質は薄いので，知覚過敏を引き起こさないように注意します．
　超音波スケーラーを用いたデブライドメントの際には細い歯周治療用のチップでローパワー，フェザータッチで行います（図2-23）．

　また，超音波スケーラーを使用する前にあらかじめエキスプローラーなどで根面の感触と状態をある程度把握してから行うことが大切です．患者さんやポケットの状態によってエキスプローラー，手用キュレット，超音波スケーラーを適宜使い分けて行います．

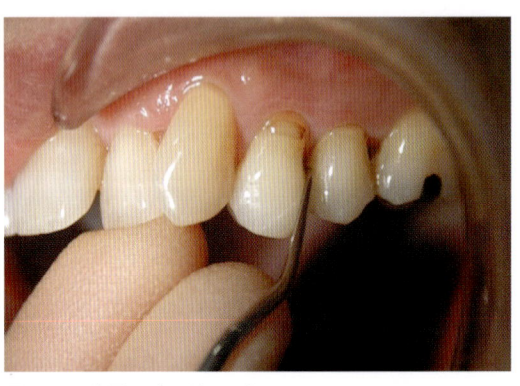

図2-22　歯周デブライドメント
歯周デブライドメントには，LMグレーシーキュレットミニ（白水貿易），グレーシーキュレットエバーエッジマイクロミニファイブ（モリタ）などの先が細く弾力性の強いキュレットタイプのスケーラーを用いる

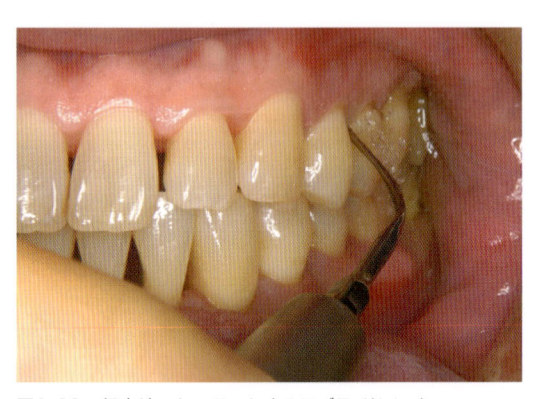

図2-23　超音波スケーラーによるデブライドメント
細い歯周治療用のチップを用い，ローパワー，フェザータッチで行う．写真はピエゾンマスター（松風）にチップPSを装着している．小さな空気の泡を送り込んで洗浄する"キャビテーション効果"に優れている

デブライドメントに関する基本的な考え方

歯周デブライドメントにおいては，根面の完全な滑沢化や，エンドトキシンの完全な除去が必要なわけではなく，生体が許容できる範囲まで細菌性刺激が減じられていることが重要（内山）

> Point of view

根面はどこまできれいにするべきなのか？

　　スケーリング・ルートプレーニングに伴って誰でも突きあたる問題です．果たしてこの問題に正しい答えはあるのでしょうか？

　　現在では過去の多くの研究から，汚染されたセメント質の中には歯周病菌の産生する毒素（エンドトキシン：Endotoxin）はわずかしか存在せず，根面に付着している歯石さえ除去すればルートプレーニングはほどほどでよいという考え方が主流になっているようです[16〜20]．逆に，セメント質をすべて剥がし取るような根面研磨は，オーバーインスツルメンテーションとされています（図A，B，C）．

　　理論上はこれで一件落着のようですが，日々さまざまな患者さんにルートプレーニングを行っている歯科衛生士にしてみれば，正直なところは「そうはいっても……」というところでしょう．

　　「ほどほどってどのくらいのことをいうの？」，「根面はホントに汚染されていないの？」，「生活歯と失活歯で同じなの？」，「キュレットを繰り返し当ててもざらつきの取れない根面はどうするの？」，「実際にどのくらいの力で器具を当てたらいいの？」……．真面目な歯科衛生士さんの悲鳴が聞こえてくるようです．第一これでは自信をもって後輩を指導できません．

　　実は歯科ではこのような問題がほかにも山のようにあります．古くは歯周治療における外科か非外科かに始まり，アンテリアガイダンスの量はどれくらいが適切なのか，中心位は確実に再現性があるのか，根管充填材は根尖よりややアンダーがよいのかオーバーがよいのか，噛みしめの強い患者さんの咬合力をどこまで制御できるのか等々，ことが微妙な問題だけに，現在に至るまで各領域で多くの論争を引き起こしてきました．そしていまだに確固たる結論にいたっていません．

　　そのときどきの熱き論争の中に，やや傍観者的な立場で身を置いた経験を通して思うことは，「実はそれらに解答などないのかもしれない」ということです．熱く語りあうことに意味がないわけではありませんが，その患者さんの，その状況に応じて，答えはいくとおりもあるのではないかと思うのです．

　　科学の最前線を議論することはとてもエキサイティングなことですが，科学者たちと決定的に違うのは，私たちの対象としているものが個々それぞれに違った，日々移り変わる生体であるということです．

　　長年の経験を通して培ったさまざまな知識を自分なりに消化しながら，その時点の，その人にとって何が最善なのか知恵を働かすことこそが，経験科学としての臨床（臨床の知：中村雄二郎：p.37参照）そのものではないかと思っています．

　　「根面はどこまできれいにするべきなのか？」．その答えも，きっとそのときどき，その状況によっていくとおりもあるのではないでしょうか．

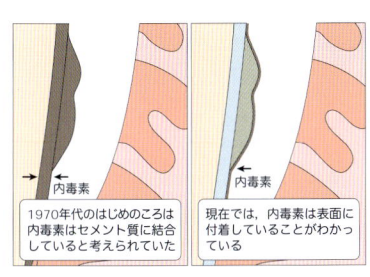

図A　内毒素の存在様式についての考え方の変化

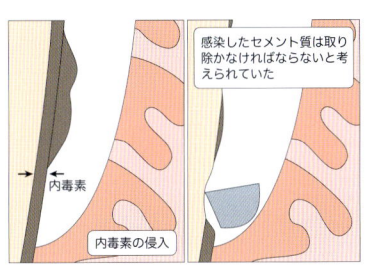

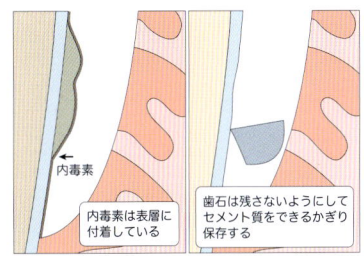

図B　過去のルートプレーニングの考え方

図C　現在のルートプレーニングの考え方

（熊谷　崇ほか編著：わかる！できる！実践ペリオドントロジー．デンタルハイジーン別冊，医歯薬出版，東京，1999，54）

Let's try
PMTC

3

やってみようPMTC

波多野映子

● やってみようPMTC

PMTCを始める前に

口腔ケアとしてのPMTC

PMTCは，う蝕や歯周病の予防だけでなく，臨床のあらゆる場面でその効果を発揮してくれます．たとえば，ブラッシング指導とあわせて早期にPMTCを行うことがセルフケアの向上につながったり，う蝕治療の前準備として治療を円滑に進める役割を果たすこともあります．

また歯周病では，初期治療時の消炎効果はもちろんのこと，重症の患者さんにおいては，症状の緩和や歯の延命につながるというケースを数多く経験してきました．

さらに，高齢者や有病者など，全身的リスクを抱えた方の口腔ケアや，矯正中・矯正後のう蝕・歯周病管理，補綴物のメインテナンスなど，その出番は数えあげればきりがありません．

このようにPMTCは，う蝕や歯周病の感染予防の手段であると同時に，生活習慣病としての疾患を抱えた患者さんと長くお付き合いしていくための有効なスキルでもあるのです．

PMTCの三原則

ここで，PMTCを行うにあたって特に気をつけていただきたい三つのことをお話しましょう．それは"急がない""傷つけない""痛みを与えない"ということです（表3-1）．

まず一つめの"急がない"ことはとても大切です．ここでの"急がない"は次の二つにもつながる手技の丁寧さが要求されることはもちろんですが，"口腔内をきれいにしよう"という気持ちばかりが先走ってしまい，患者さん（歯面，歯肉）を観る（見る，診る）ということを忘れてはいけません（表3-1,2）．

二つめ，三つめは，あたり前のことですが，歯面や歯肉を"傷つけず""痛みを与えない"ということです．

そのためには器材を選び，テクニックを覚え，常に考えながら道具を使いこなしていくということを心がけましょう．

PMTCを行っているときには，痛みがないか，知覚過敏などの症状がないか，不快な様子は見られないかなど，患者さんの反応に気を配り，術者側の一方通行にならないように注意しています．特に初診に近い場合，急性期など，患者さんとの信頼関係が十分に確立されていない段階では，この三原則は一層大切にしなくてはなりません．

このようなことを念頭においていただいて，実践編に入りたいと思います．

PMTCの三原則		
急がない	傷つけない	痛みを与えない

表3-1　PMTCの三原則
急がないという点では，手技そのものももちろんだが，効果を求めすぎないこと，術者の気持ちが先走りすぎないことなども含まれる．そして，器材を選び，テクニックを覚えると同時に，個々の患者（歯面，歯肉）をしっかりと観る（見る，診る）ことがポイント

PMTCの効果	
歯科疾患の予防	歯科疾患の治療
口腔衛生の動機づけ	再来院（リコール）への動機づけ

表3-2　PMTCの効果
PMTCは，う蝕や歯周病の予防だけでなく，治療中はもちろん，治療後のメインテナンスなど，臨床においてさまざまな"出番"がある

●やってみようPMTC

2 PMTCの基本

無理なく少しずつステップアップを

　すでにPMTCをご存じの方々にそのイメージを聞いてみると，"エステティック""予防歯科""口腔ケア"などというように多岐にわたっています．また「特別なテクニックを覚えなければならないから」，「特殊な器材がないとできないのでは……」，さらには「どのように導入していけばよいのか分からない」，「果たして本当に効果があるのか」などという心配や懸念が妨げとなって，第一歩を踏み出せないということもお聞きしました．

　しかし，PMTCはそんなに難しいテクニックが必要なわけではありません．また，器材がたくさんそろっていればできるというものではないと考えています．実際にやってみるとよくわかるのですが，必要に応じて少しずつ器具やテクニックを追加していくほうが，無理なく長続きします．

事前の十分な説明と注意深い観察を

　PMTCを行うにあたっては，事前にそれが患者さんにとってどのような意味をもち，どれだけ有効なものであるかを十分説明し，できる限り情報提供しておきましょう．そうすることによって，患者さんが最初の安心感を得ることができるうえに，術者側も円滑に処置を行うことができます．

　PMTCを継続して行うことによって，患者さんの口腔内の状態はもちろんですが，その変化や感受性の違い，さまざまなリスクや生活習慣および背景が少しずつ見えてきます．その情報の一つひとつが私たちの力強い味方となって，臨床において大いに役立ってくれるはずです．それらを見逃すことなくすばやくキャッチして的確に対応することが，患者さんと長期にわたってお付き合いしていくためのポイントであり，信頼関係を築くための大切な鍵といえるでしょう．

　この実践編では，PMTCの具体的な方法と使用する器材の種類，特徴，選択の基準についてお伝えします．

PMTCの原則的手順

　PMTCの手順は，基本的には表3-3に示すようなステップにそって全顎に行うことがもっとも望ましいのですが，場合によっては各ステップを単独で，または組み合わせを変えて行うこともあります．さらに局所的にワンポイントで行う方法も，無理なく日常の臨床に取り入れやすいので，長続きするように思います．

　以上が基本ステップの主なポイントですが，前述したように，臨床の場面場面で各ステップを単独で行うことも可能です．さらに，部分的に頑固なプラークが付着している場合は，あらかじめ探針などを用いてこすり取っておく（ディプラーキング）ことも有効です（図3-2）．

　また，すべての患者さんに同じ内容というのではなく，ときには同一の患者さんでも病態やリスク要因が変化してくる場合もあるので，術者は基本ステップを軸に，それぞれの患者さんにあわせたメニューを選んだり組み立てたりする必要があります．

1．PMTCを始める前に／2．PMTCの基本　**045**

表3-3　PMTCの基本ステップ

①プラークの染め出し	PMTCは主にセルフケアではコントロールしにくい歯面に集中的に行うため，基本的には最初にプラークを染め出す．う蝕の発現に大きく関与しているといわれるバイオフィルムの存在が疑われる場合は特に有効で，染色液は古いプラークと新しいプラークを染め分ける染色剤を使用するとわかりやすい（図3-1,2）．プラークを染め出す，染め出さないにかかわらず，患者さんに口腔内の状態をよく見ていただき，これから何をするのかをまず説明しておくことが大切である（染め出しを行わないこともある）．
②研磨剤の注入または塗布	PMTCを行う部分にフッ化物入りの研磨剤を注入する（図3-3～5）．少量の使用であったり粘度の高い研磨剤は，プロフィーカップなどで直接取って使用すると，無駄が少ないうえに効率よく行うことができる（図3-6）．
③隣接面の清掃・研磨	往復運動コントラアングルのプロフィンハンドピースに，プラスチック＆木製のエバチップを装着して隣接面の清掃・研磨を行う．この方法は，プロフィーカップなどの回転式の器具では取りにくい汚れを除去することができる（図3-7,8）．
④頰舌側面，咬合面の清掃・研磨	コントラアングルにプロフィーカップあるいはブラシを装着して頰舌側面，咬合面を清掃・研磨する．患者負担を少なく行うためには，コントラを低速回転で使用することが原則である．さらに，専用の低速コントラを使用することで，より簡単に操作を行うことができる（図3-9,10）．
⑤口腔内の洗浄（歯周ポケットの洗浄）	スリーウェイシリンジを用いて，口腔内に残った研磨剤を十分に洗い流したあと，歯肉溝内および歯周ポケット内を専用のシリンジなどで洗浄する（図3-11,12）．
⑥フッ化物の塗布	二次う蝕や知覚過敏，根面う蝕の予防として，最後にフッ化物を塗布して終了（図3-13,14）．

①プラークの染め出し

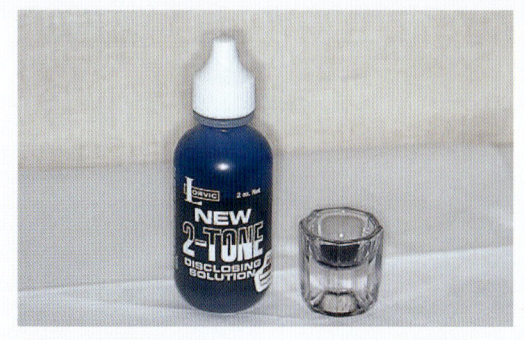

図3-1　歯垢染色液ニューツートン（バイエル日本歯科）．古いプラークは青色に，新しいプラークは赤色に染め分ける

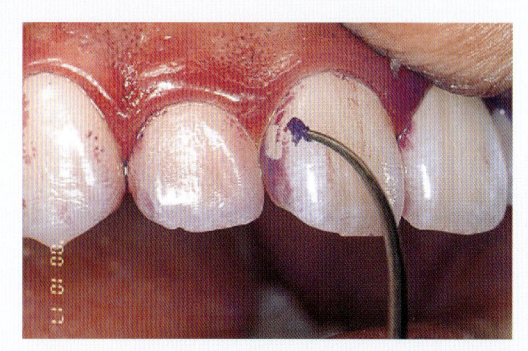

図3-2　ニューツートンで染め出された古いプラーク．頑固なプラークは探針などであらかじめこすり取っておくこと（ディプラーキング）も有効である

②研磨剤の注入または塗布

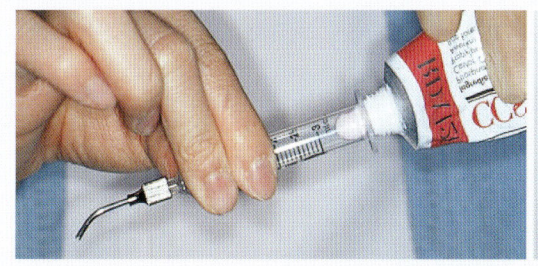

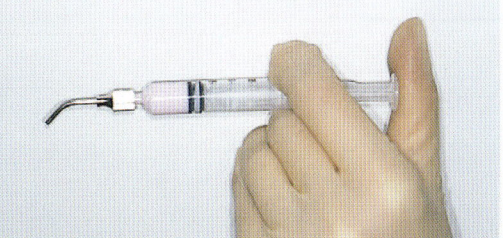

図3-3,4　PMTCシリンジ（モリムラ）に必要量の研磨剤を注入して使用する

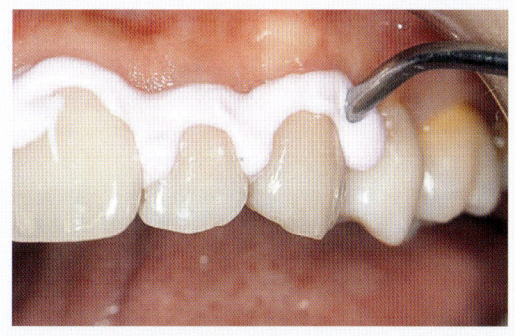

図3-5　歯頸部，歯間部に研磨剤をそっと押し込みながら注入する

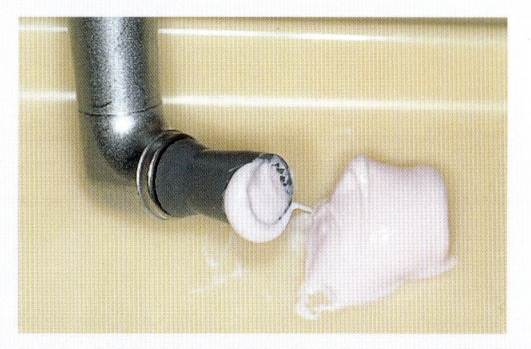

図3-6　使用量が少ない場合などは，プロフィーカップに直接取って行うと，無駄が少なく効率もよい

③隣接面の清掃・研磨

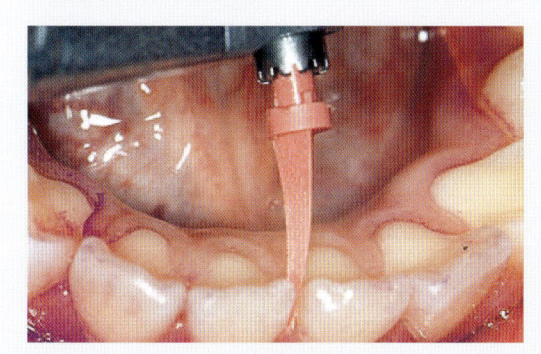

図3-7　プロフィンハンドピース（エイコー）とエバチップ＃123S（エイコー）による下顎前歯部隣接面の清掃・研磨．近遠心面に確実にフィットさせて行う

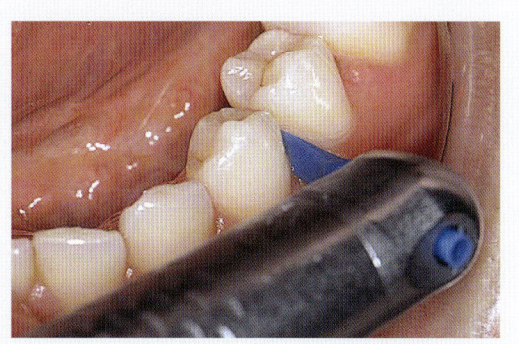

図3-8　エバチップ＃5000による臼歯部隣接面の清掃・研磨．狭い歯間部にはスパチュラ型のチップが使いやすい

2．PMTCの基本　**047**

④頬舌側面,咬合面の清掃・研磨

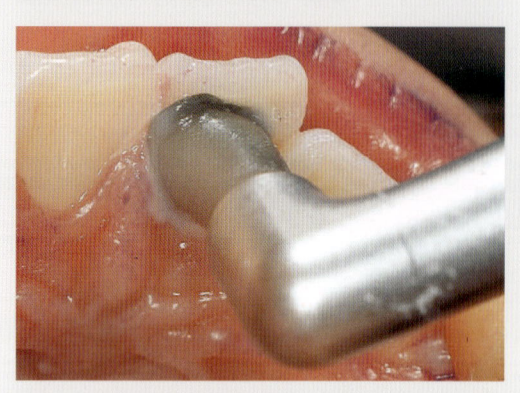

図3-9　上顎前歯部舌側面の清掃・研磨.W&H 18:1減速コントラ・アダージオ(モリムラ)とヤングプロフィーカップ＃1800(エイコー)を使用

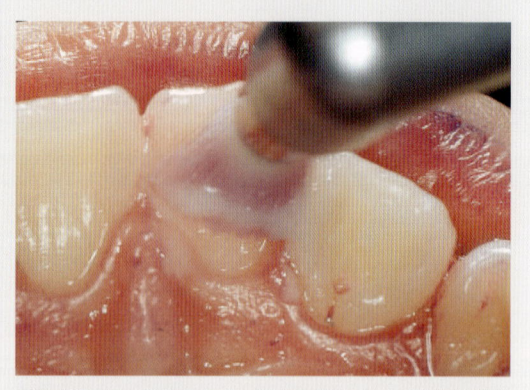

図3-10　ヤングプロフィーブラシ＃0212による上顎前歯部舌側面の清掃・研磨.歯面の陥凹部はナイロン製のブラシを使用すると効率がよい

⑤口腔内の洗浄(歯周ポケットの洗浄)

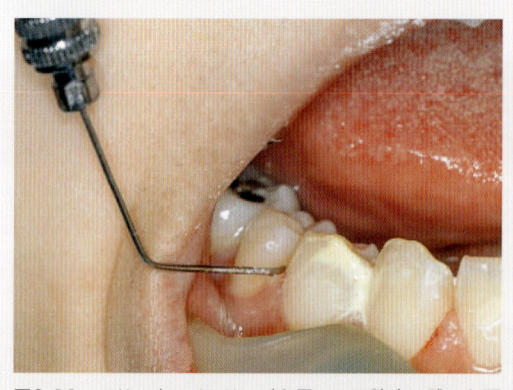

図3-11　スリーウェイシリンジを用いて口腔内に残った研磨剤を十分に洗い流したあと,さらに隣接面,歯肉溝内を専用のシリンジで洗浄する

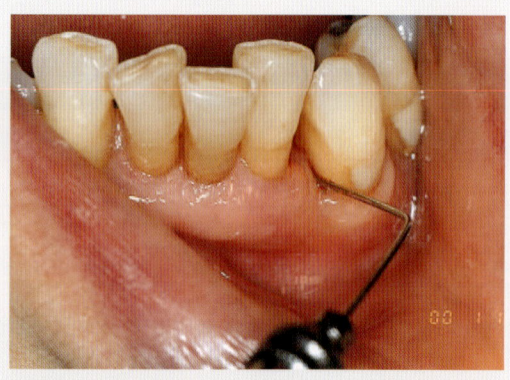

図3-12　歯周ポケットがある場合には,水圧に気をつけながら丁寧にポケット内を洗浄する

⑥フッ化物の塗布

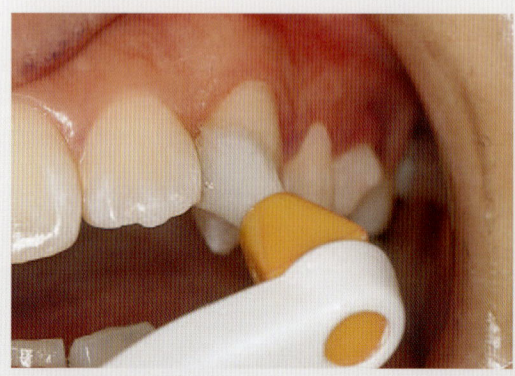

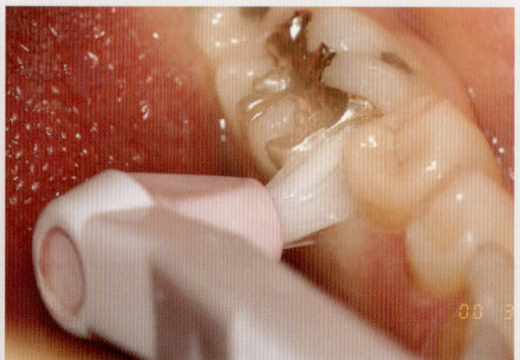

図3-13,14　インタースペースブラシを用いてフッ化物を塗布する.歯頸部や隣接面にも丹念にすり込む

Point of view

逆転の発想？　いきいきと生きること

　医療というものはもともと，できることなら「やられたくない」人に「やりたくない」人がやむをえず行う行為ですから，その根底にある種の不健全さを秘めています．とりわけ歯科医療は，治療中にさまざまな不快症状を伴うため，どんなに努力しても「歯科医院はイヤなところ」というイメージから逃れられません．

　歯科医師としてそんな環境に日々身を置いていると，無意識にせよ，日常の中に「やりきれない投げやりな気持ち」や「漠とした閉塞感」など，たとえるならオリのようなものが蓄積してしまいます．その発散が，ときとして刹那的な楽しみや金銭的な欲望に転化されても，それはある面無理からぬことなのかもしれません．

　本書で述べているプロが行う予防やケアの発想は，そのような歯科医療に新たな可能性を拓くものです．意を決して来院した患者さんに，「治療」の根源的な不健全さをお話しし，歯科医療のもつマイナスイメージを逆手にとって予防やケアの心地よさをアピールすることは，患者さんの幸福につながるだけでなく，歯科に従事する者の心まで癒してくれます．

　人がいきいきと生きるためには，本来「心からやってあげたいこと」を，「やってほしい人に行う」べきです．

　再三にわたって強調していますが，PMTCの特徴は快適さと術後の爽快感にあります．患者指導と称してセルフケアの大切さを声高に語るよりも，まず病気のみなもとであるプラークをやさしく拭い取り，歯面をそっと洗ってあげる行為を大切にしたいと思います．それはプロとして弱者によりそう行為であり，決して患者さんに媚びることではありません．長期的にみれば，そのことがセルフケアの向上や再来院の動機づけにきっとつながるはずです．

　予防やケアに関して教育や制度がいまだ未成熟な現状においては，プロのクリーニングを日常的に臨床に取り入れるにはさまざまな困難を伴いますが，本書をお読みいただいたほうが，少しでも実践の機会をふやし，その有効性を体験していただければと思います．そのうえで制度的にも行いやすくすべく，各方面でご支援いただければ幸いです．

Book Review

心に残る言葉

君子之学必日新．日新者日進也．不日新者必日退．未有不進而不退者

　孔孟の教え（儒学）を集大成した朱子学の入門書である「近思録」からの一節．最後は，「いまだ進まずして退かざる者あらず」と読みます．昨日よりは今日と，毎日すこしでも自分を向上させていく決意を語った言葉です．

　日野原重明氏も，その著作のなかでホプキンス大学の外科医であるDr. Kellyを引用して以下の文章を紹介しています．「Continue to learn as though you would live forever. Adjust your life as though you would die tomorrow.」．いずれも「日に新たなる心」の大切さを私たちに教えてくれています．

【守屋　洋：「近思録」の読み方．日本経済新聞社，1986】

3 プロフィーカップを使いこなす

やってみようPMTC

■ 道具を有効に使いこなす

効率よく，かつ歯面や歯肉を傷つけることなく痛みを与えないようにPMTCを行うためには，器材選びも慎重に行う必要があります．ただし，「これがなければPMTCができない」ということはなく，はじめは手元にある道具を有効に利用して，できることからやってみましょう．

本章では，いろいろな器材とその使い方について紹介していきますが，皆さんの診療室の状態によって「あとどれがあればよいのかな？」とか「これがあると便利だわ！」「こんな使い方もあったんだ！」などといった判断基準で見ていただけたらと思います．

■ プロフィーカップの性質

ここではPMTCには欠かせない，そして歯面清掃において一番使用頻度の高いプロフィーカップについて説明します．

ヤングプロフィーカップは，ラテックスゴム製とラテックスフリー合成ゴム製の2タイプがあり，どちらも軟らかく隣接面や隅角部へのフィット性に優れているのが特徴です．歯面や軟組織を傷つけずに歯肉縁下まで到達させることができ，患者さんへの負担が少ないため，私たちはこのカップを選択しています．

コントラヘッドとカップ作用部の距離が短いほうが，より繊細なコントロールができるという考え方から，スクリュータイプが用いられ（図3-15），PMTC用の低速コントラに直接ねじ込んで装着して使用します．

アダージオ（図3-15）は，ヘッド部に丸みがあり小さくコンパクトなため，患者さんにやさしい歯面清掃が円滑に行えます．また，回転時のトルクが強力なので，遅い回転数でもカップが止まることなく，最適に研磨できるという特徴をもっています．

もちろん普通のコントラでもPMTCを行えます．この場合はカップをマンドレルに装着して（図3-15），低速回転で使用しましょう．

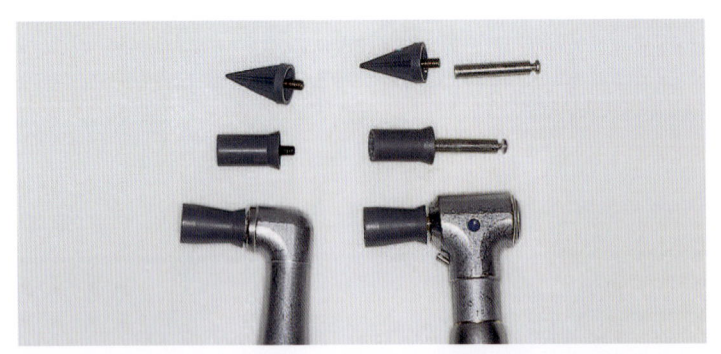

図3-15 左はW&H 18：1減速コントラ・アダージオに#1900を装着した状態．ヘッド部に丸みがあり小さくコンパクトなので患者に負担が少なく操作もしやすい．右は同様のプロフィーカップをマンドレルに装着後，普通のコントラに装着したもの（いずれもエイコー）

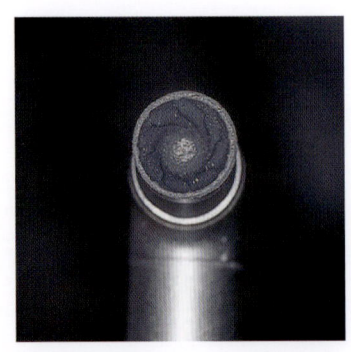

図3-16 アダージオに#1900を装着した正面観拡大図

形態と使用法

プロフィーカップには筒型と円錐型のものがあり，用途によって使い分けます．さらに，筒型のカップは，内面についた溝の違いによりそれぞれ特徴があります（表3-4，図3-17）．頬舌側面の研磨には主に♯1800，♯1900を使用します．歯面の近遠心および上下をすべらせるように動かし，カップの辺縁を歯肉溝に到達させる際は，歯肉が白っぽくなるまでゆっくり力を加えます（図3-18）．

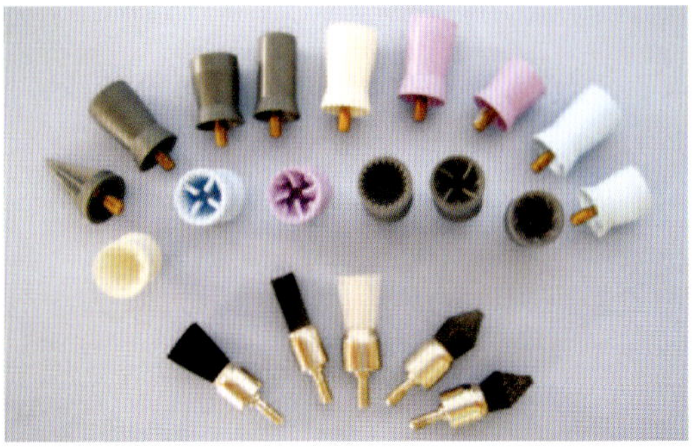

図3-17 ヤングプロフィーカップとブラシ．形状，硬さ，カップ内面溝の型にそれぞれ特徴があり，用途によって多様な使い分けができる

表3-4 ヤングプロフィーカップ（代表的なタイプ）

1900	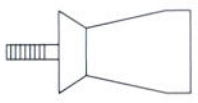	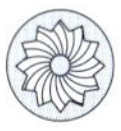	ターボ	内側にスクリュー型の溝がはいっているため，研磨剤が飛び散らず，より速く研磨できる
1801	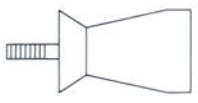	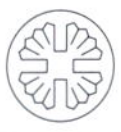	ウェブ	内側にウェブがついているため，強い力で歯面に押しつけてもまくれあがることなく，より速く研磨できる
1800	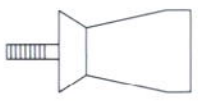	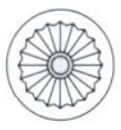	リブ	内側にウェブがついていないため，カップ内に多くの研磨剤を入れることができる
1805	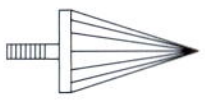	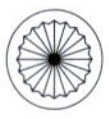	ポイント	歯周病患者用にデザインされている．マージン部，矯正用バンド，ブラケット周辺にも適している
1301	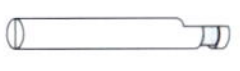		ショート（14mm）	〈マンドレル〉スクリュータイプのプロフィーカップ＆ブラシが通常のコントラで使用可能になる
1303	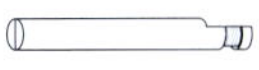		ロング（16mm）	

Book Review

心に残る言葉

養生とは畏れることなり――貝原益軒

町民のみならず，武士もこぞって読んだといわれる江戸時代のベストセラー「養生訓」にある言葉．自分の生命を生命たらしめている自然に対して畏敬の念をもつこと，養生はこの畏れる心から始まる．歯科におけるメインテナンスも，これと同じことかも……．

【立川昭二：日本人の死生観．筑摩書房，東京，1998】

● やってみようPMTC

　カップが歯面にフィットしているかどうかを考えて，当てる角度を調整します（図3-19）．プロフィーカップの伸びのよさを利用して，カップ辺縁をコントロールしながら確実に隣接面や隅角部に当てていきます（図3-20，21）．頑固な着色の研磨時や，切縁付近にもカップをしっかりと当てて清掃したい場合には，♯1801（内側にウェブがついているタイプ）がよいでしょう（図3-22）．

　円錐型の♯1805は，先端部分を利用して歯周ポケットの清掃や隣接面の研磨に使用します．さらに，溝のついた側面を歯面に当てながら強弱をつけて操作することによって，一連の作業で歯面全体を磨くことも可能です（図3-26～28）．

■ 治療導入時のトレーニングにも

　矯正用バンド，ブラケット周辺や，補綴物

プロフィーカップを使いこなそう

♯1800　　　　　♯1900

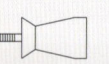

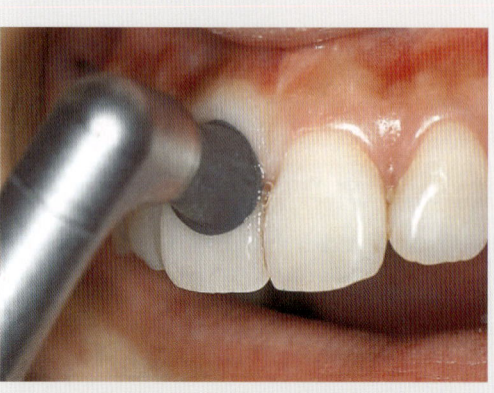

図3-18　カップの辺縁を歯肉溝に到達させる際は，歯肉が白っぽくなるくらいまでゆっくりと力を加える

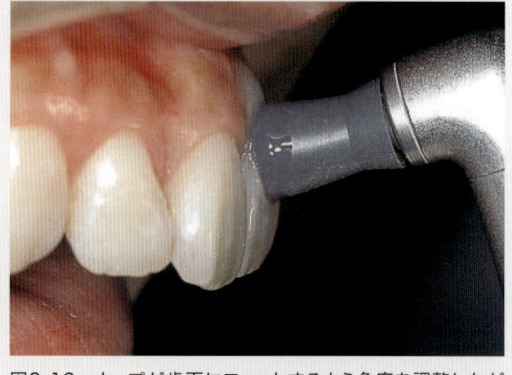

図3-19　カップが歯面にフィットするよう角度を調整しながら行う

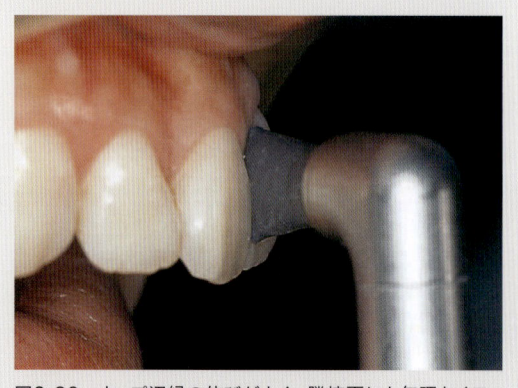

図3-20　カップ辺縁の伸びがよく，隣接面にも無理なくフィットする

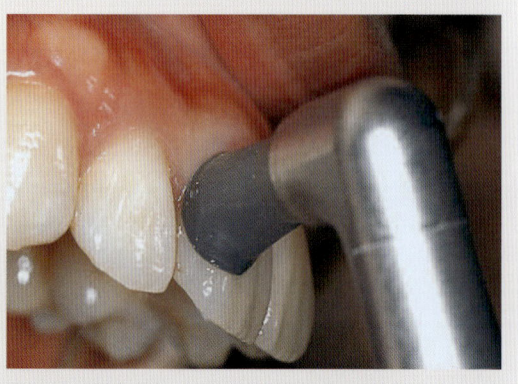

図3-21　隅角部にはゆっくりと押し当てながらフィットさせ，清掃する

のマージン部など細かい部分の清掃にも，円錐型の#1805が適しています．また，先端が尖った形状であるのに軟らかく，歯肉に当たっても痛くないという特徴を利用して，怖がりの患者さんや小児治療の導入やトレーニングに使用することもおすすめです．その際のクリーニングは，慣れていただくことが第一の目的ですから，多少ひかえめな清掃になってしまっても，軽いタッチで行うことが大切です．

PMTCに入る前に，カップ先端を指で曲げてみせたり直接触れてもらうなどして，軟らかいので痛くないことを説明し，納得してもらってから行いましょう．

プロフィーカップを使いこなそう

#1801

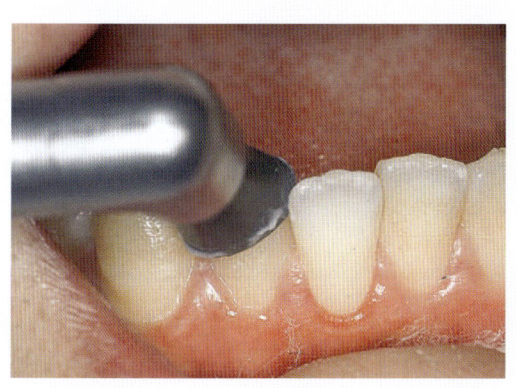

図3-22 切縁付近にカップをしっかりと当てて清掃したい場合は，#1801を使用するとカップ辺縁がまくれあがりにくく，効率もよい

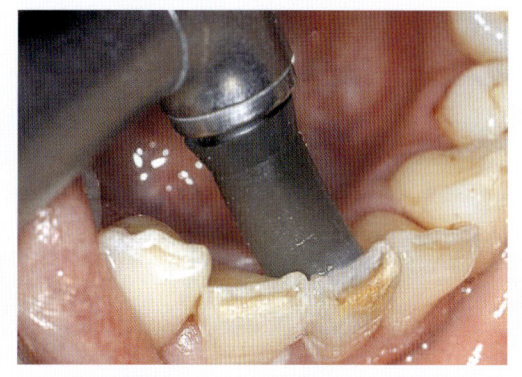

図3-23 下顎前歯部には小型筒状のカップを使用する

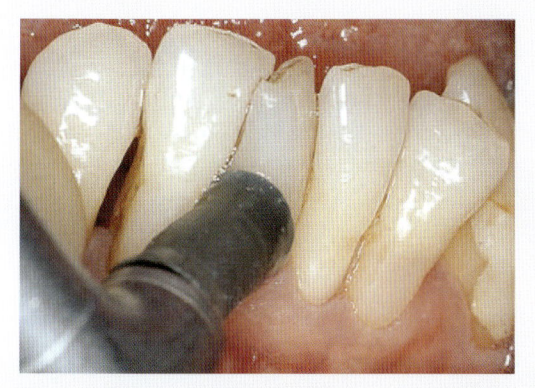

図3-24 叢生部など歯間の狭い部位は小さいカップで使用する

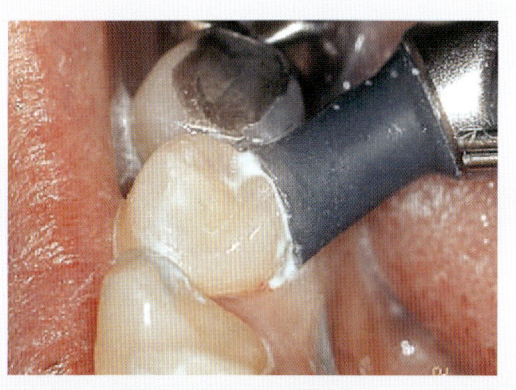

図3-25 小臼歯の舌側隅角部にも確実にフィットさせて清掃する

● やってみようPMTC

プロフィーカップを使いこなそう

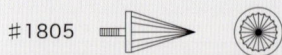

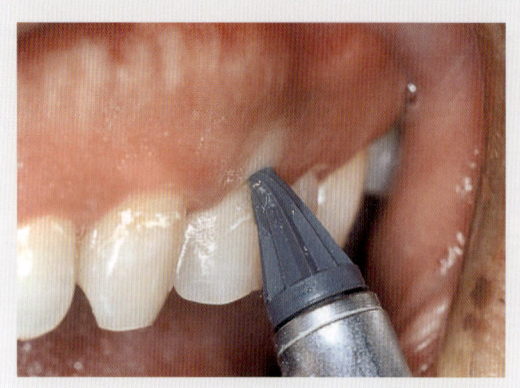

#1805

図3-26　円錐型の#1805は先端部位を利用して歯周ポケットの清掃に用いる

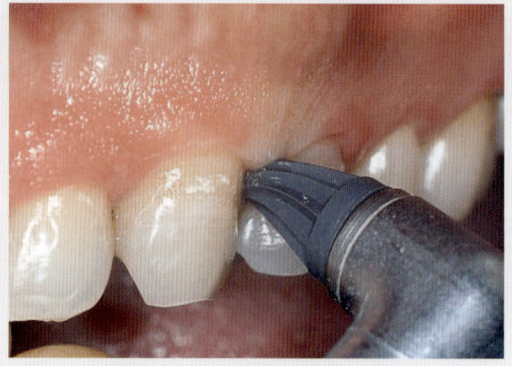

図3-27　#1805の先端を隣接面に押し込みながら回転させる

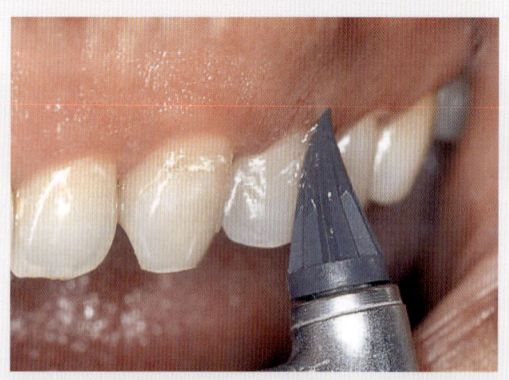

図3-28　#1805の側面についた溝を利用して歯面全体を磨くことも可能

Book Review

心に残る言葉

守真志満

中国の名筆「千字文」のなかの言葉．自分が本当に信じていることを日々行えば，いつの間にか高い志が心の中に満ちあふれてくるという意味で，座右の銘にしています．

【吉丸竹軒：千字文．金園社，1992】

●やってみようPMTC

4 プロフィンハンドピースとエバチップ

プロフィンハンドピースとエバチップを用いて，プロフィーカップやブラシなどの回転式器具では取りきれない汚れやざらつきを落とします（図3-29）．

プロフィンハンドピースは往復運動コントラアングルで，1.1mmストロークで前後に作動し，これにエバチップ（プラスチック＆木製）を装着し，主に隣接面の清掃・研磨に使用します．エバチップは，歯間部の着色をこすり落としたり歯面を滑らかにするときに用い，特に頬舌的に厚みのある歯でスケーラーの入りが甘い場合や，歯石をプッシュで崩し取った場合などに，プラスチックのチップで念入りに研磨すると，処置の効果があがります．分厚い着色や頑固なたばこのヤニは，あらかじめキュレットやスケーラーなどで一層落としてからエバチップを用いると，効率よく清掃できます（表3-5）．

使うときにはこんな注意を

この器材は，回転器具と異なりピストン運動をするので，歯間乳頭部に挿入しても歯肉の損傷が少なく痛みもほとんどないのですが，音と振動が多少気になるので，患者さんにあらかじめそのことを説明してから使用しましょう．

歯間乳頭部は弾力があるため，2～3mmまでの歯肉縁下の清掃もできます．隣接面の清掃・研磨には主に＃123S，＃123Lのチップを用います．

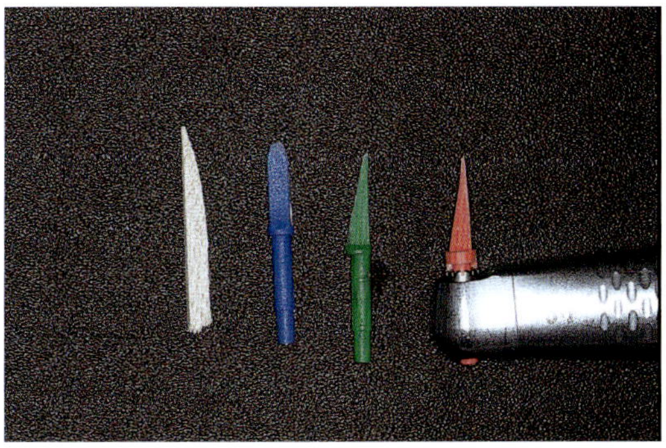

表3-5 エバチップ：PMTC用プラスチック＆木製

EVA 123S	赤褐色／一般型（小）	V型の翼状になっており，さまざまな空隙に適応する
EVA 2000	緑色／一般型（極小）	
EVA 5000	青色／スパチュラ型	薄いスパチュラ型で，露出した歯根や狭い歯間空隙に用いる
EVA7	木製／一般型	通常の歯間空隙に使用される木製チップ

図3-29 デンタタスプロフィンハンドピース・シニアとエバチップ（いずれもエイコー）．左からエバチップ＃7，＃5000，＃2000，右は＃123Sを装着したプロフィンハンドピース

●やってみようPMTC

チップを歯の近心または遠心に確実にフィットさせてから動かし（図3-30），垂直，水平に移動しながら隣接面全体に到達させます（図3-31）．隣在歯とのコンタクトポイントにチップが接触すると，振動が大きくなるので注意します．はじめて行う場合や慣れていないときは，指を歯肉側に当ててブロックしたり，チップの上下運動をコントロールしながら操作するとよいでしょう（図3-32）．

狭い歯間部には薄いスパチュラ型の＃5000を用い（図3-33），さらに狭い歯間部には＃2000が便利です（図3-34）．スパチュラ型のチップを用いれば，最後臼歯の遠心面（図3-35）や，露出した歯根およびポケット内面の研磨も可能です（図3-36）．

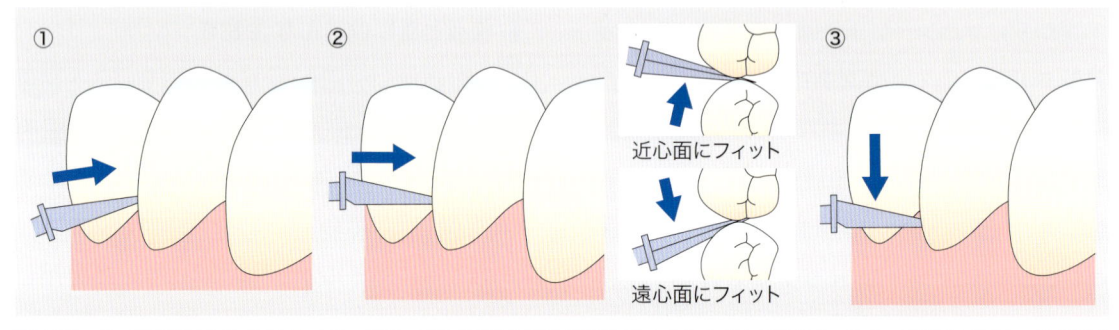

図3-30　チップの挿入方法（3ステップ）：①チップ先端をやや切縁（咬合面）方向に向けながら挿入，②チップを軽く起こし，歯の近心面または遠心面に確実にフィットさせる，③2〜3mm歯肉を押し下げる（歯間空隙のある部位はチップを上下させる）

エバチップを使いこなそう

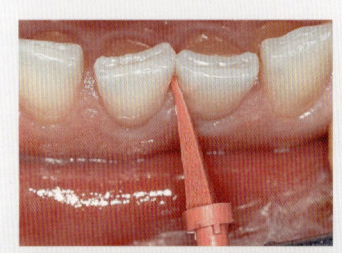

図3-31　プロフィンハンドピースとエバチップ＃123Sによる隣接面の清掃・研磨．チップを歯の近心面または遠心面に確実にフィットさせてから動かす

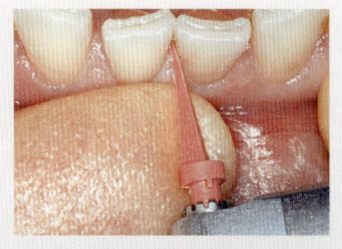

図3-32　指を歯肉側に当ててブロックしたり，チップの上下運動をコントロールしながら行うと操作が安定する

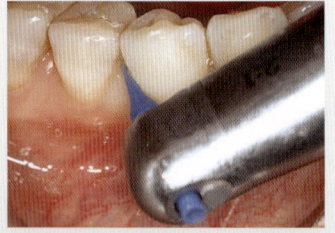

図3-33　狭い歯間部の清掃・研磨には薄いスパチュラ型のエバチップ＃5000を使用する

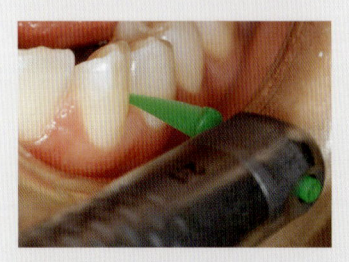

図3-34　さらに狭い歯間部にはエバチップ＃2000が使いやすい

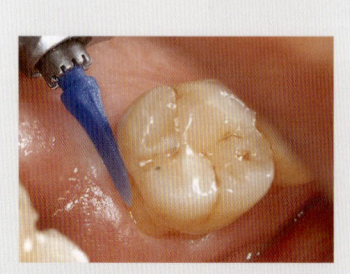

図3-35　エバチップ＃5000による最後臼歯遠心面の清掃・研磨．チップ全体が薄く先端に丸みがあるので，器具の入りにくい部位も操作しやすい

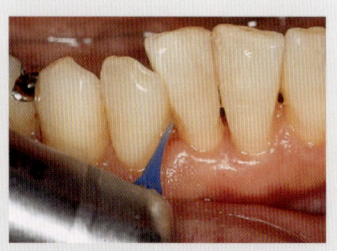

図3-36　エバチップ＃5000による歯周病患者のポケット内根面の清掃・研磨．1.1mmストロークのピストン運動を考慮しながら行う

また，チップ先端を曲げて角度をつけることによって（図3-37），隅角部から狭い空隙部分へ移行させながら研磨することもできます（図3-38）．この方法は，歯面の陥凹部にも応用することができるのでおすすめです（図3-39,40）．

　#123Sや#5000は，チップ辺縁の角の部分を利用して，叢生部位などで段差のある場合や，近接した歯間部分の頑固なざらつきの平滑化にも有効です（図3-41,42）．また，木製チップ#7は，知覚過敏のある歯に適しているほか，プラスチックチップと比較して当たった感覚が軟らかいので，ソフトに磨きたいときに使用するとよいでしょう（図3-43）．

　プロフィーカップに，プロフィンハンドピースとエバチップを組み合わせることによって，より丁寧な歯面清掃・研磨を効率よく行うことができます．ただ，どのような場合でも，目的をはっきり定めて使いましょう．

　プラークは"滑らかに剝がし取る"，着色やざらつきは"やさしくこすり取る"というイメージで除去します．

　いずれにせよ，常に私たちの指先のタッチが患者さんに無言のメッセージとして伝わっていることを意識することが大切です．

慣れてきたら応用してみよう

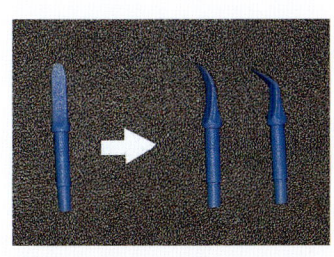

図3-37　スパチュラ型のエバチップ#5000は，歯面の状態にあわせて角度をつけて使用することも可能．指で軽く押し曲げることができる

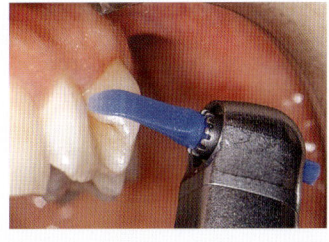

図3-38　角度をつけたエバチップ#5000による隅角部から狭い歯間部の清掃・研磨

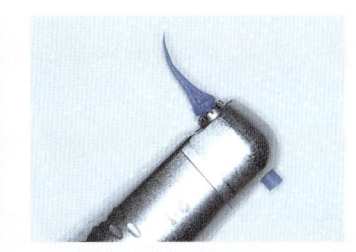

図3-39　プロフィンハンドピースと彎曲させたエバチップ#5000

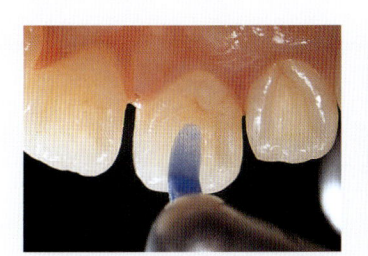

図3-40　図3-39のエバチップ#5000による上顎前歯舌側部位の清掃・研磨．歯面の陥凹部にも応用できる

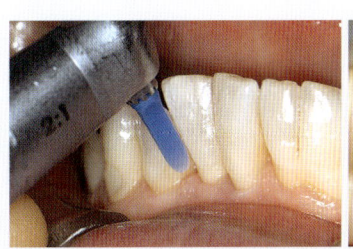

図3-41,42　叢生部位などで段差のある場合や近接した歯間部の研磨にはチップ辺縁の各部分を使用することも可能

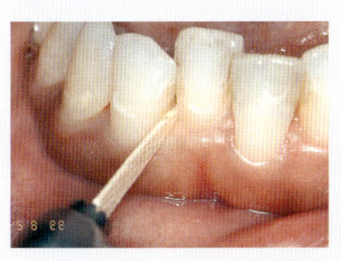

図3-43　木製チップ#7による知覚過敏のある部位の清掃・研磨．ソフトに磨きたい場合に使用する

●やってみようPMTC

5 研磨剤を選ぶ

なぜ研磨剤を使うのか

PMTCでは，プロフィーカップやエバチップなどの専用の器具とあわせて，フッ化物含有の研磨ペーストを使用することが原則とされています．研磨ペーストは，歯面に付着している細菌バイオフィルム（デンタルプラーク）や着色などのざらつきを除去する目的で用いられるだけでなく，歯面清掃・研磨時に生じる機械的な摩擦をやわらげ，器具の操作を円滑にすると同時に，歯面へのフッ化物の効果も期待できます．

現在はさまざまな製品が出ているので，研磨ペーストの使用にあたって，「まずどのようなものを用意したらよいのだろう」，「プラークや着色など付着物の種類による使い分けが分からない」，「脱灰や知覚過敏のある患者さんは……？」など，迷ってしまうこともあるのではないでしょうか？　私たちが日常の臨床で主に使用している研磨剤の特徴と使い分けの方法についてお話しします．

研磨剤の種類と特徴

①プロケア（図3-44）：微粒子のパウダー状で，エナメル質を傷つけることなく強力に研磨できるという特徴をもっています．プロケアだけでは流動性がないので，0.2%フッ化ナトリウム含有ジェルと混和したものを使用します．

②プロフィーペースト（図3-45）：粒度が4種類あり，用途に応じて使い分けています．フッ化物含有研磨ペーストの元祖といわれ，流動性，粘度，味，使用感ともバランスがとれた研磨剤で，研磨効果を"RDA"で示しています．

③グリッター（図3-46）：プロフィーペーストのグリーンくらいの粗さで，頑固な汚れ（特に厚みのあるたばこのヤニ）に使用すると効率がよく，仕上げ研磨をしなくてもピカピカになります．1回分ごとのパックになっているので衛生的ですが，フッ化物含有ではなく，硬いうえにさらさらして伸びが悪いので，0.4%フッ化第一スズ含有ジェルなどと混和したほうが使いやすいと思います．

④メルサージュ（図3-47）：レギュラーとファイン，プラスの3種類があり，比較的軟らかめのペーストです．口腔乾燥症などで唾液の少ないケースでは，軟らかめのペーストのほうがべたつかず，術者はもちろん，患者さんにも使用感がよいのでおすすめです．特にファインは，レモンの香りが大変さわやかで，すっきりとした爽快感が残ります．

⑤ポリシングペースト（図3-48）：ファインとハードの2種類があり，粘度が高いため，唾液の多い患者さんには，飛び散りにくく使いやすいペーストです．フルーツミックスミントの甘い味なので，特に小児には好評です．

⑥PTCペースト（図3-49）：レギュラーとファインの2種類があります．無色で，ペースト使用時に歯面が見やすいように工夫されており，特にファインは透明に近く，香りもレモン風味に調整されています．

⑦Pクリーンポリッシングペースト（図3-50）：スーパーコースとFDファインの2種類があり，粘度が安定しています．FDファインには，知覚過敏抑制剤の乳酸アルミニウムが配合されているので，歯面にやさしく使用できます．

⑧クリーニングジェルPMTC（図3-51）：微粒子の高機能シリカとサンゴパウダーを有する使用感のよいジェル状ペーストです．頑固なプラークやステインを，歯面を過度に傷つけることなく，独特の吸着機能による清掃効果で取り除くことができます．さらに，殺菌剤のイソプロピルメチルフェノール，トリクロサンが配合されているのも特徴です．

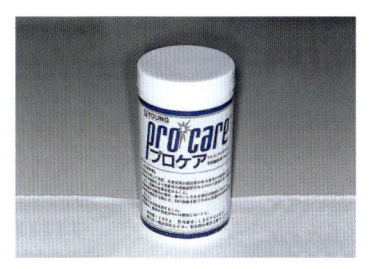

図3-44　プロケア（エイコー）．微粒子の研磨パウダー．エナメル質を傷つけることなく強力に研磨できる

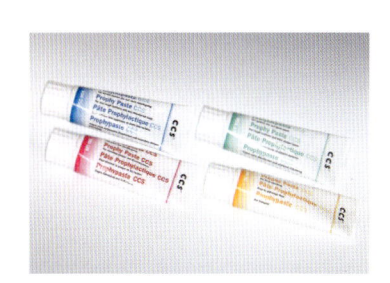

図3-45　プロフィーペースト（クロスフィールド）．粒度は4種類．流動性，粘度，風味，使用感ともバランスがとれている．研磨効果を"RDA"で示す

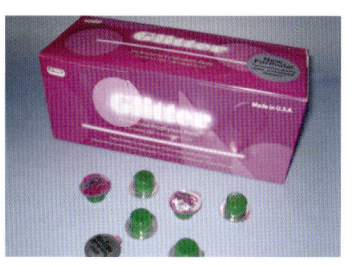

図3-46　グリッター（白水貿易）．1回に使う量をパックにしてあり衛生的．頑固な汚れ（厚みのあるたばこのヤニなど）に使用すると効率がよい．フッ化物は含まれていない

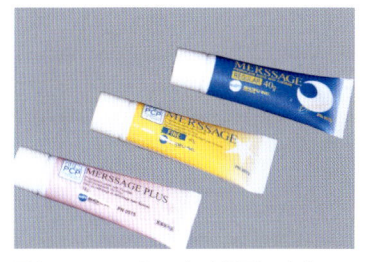

図3-47　メルサージュ（松風）．右からレギュラー，ファイン，プラス．軟らかめで，唾液の少ない患者にはサラッとしていて使用感がよい．プラスは補綴物にも使用可

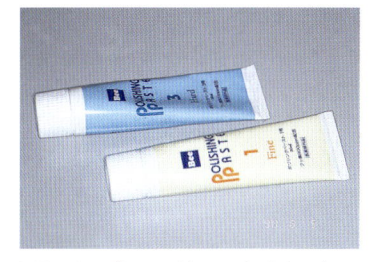

図3-48　ポリシングペースト（ビーブランド・メディコ・デンタル）．上がハード，下がファイン．粘度が高いので唾液の多い患者には飛び散りにくく使いやすい．甘い味で特に小児向き

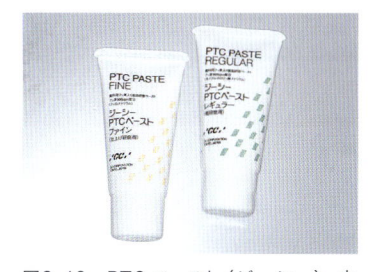

図3-49　PTCペースト（ジーシー）．左がファイン，右がレギュラー．無色でペースト使用時に歯面が見やすいように工夫されている．特にファインは透明に近い

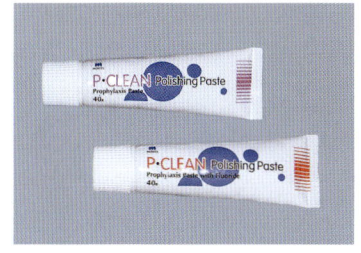

図3-50　Pクリーンポリッシングペースト（モリタ）．上がスーパーコース，下がFDファイン

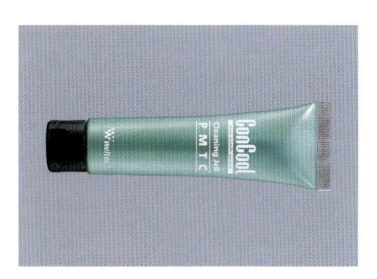

図3-51　クリーニングジェルPMTC（ウエルテック）．独特の吸着機能による清掃効果で効率よく，歯面によりやさしいPMTCができる．殺菌剤が2種類配合されているのも特徴

5．研磨剤を選ぶ　059

● やってみようPMTC

■ 研磨剤の粒子による使い分け

特にステインなどが付着していない場合には，中程度粒子のペーストを用います．歯面の付着物によっては粒子の粗いペーストを使用しますが，その場合は，歯面に押しつける力を加減したりして，エナメル質が傷つくのを最小限に防ぎます．その後，細かいペーストで仕上げ研磨します（表3-6）．

知覚過敏や楔状欠損の患者さんや，脱灰が認められる初期う蝕部のPMTC時やしみる感じの強い患者さんには粒子の細かいペーストにします．

また，怖がりの患者さんや慣れていない患者さんには，研磨効率よりもペーストの香りや味のよさを選択基準にして使用すると，恐怖心や緊張をやわらげることができます．

その場限りのPMTCではなく常に次があることを意識しましょう．

表3-6 プロフィーペーストを基準とした場合の筆者使用感

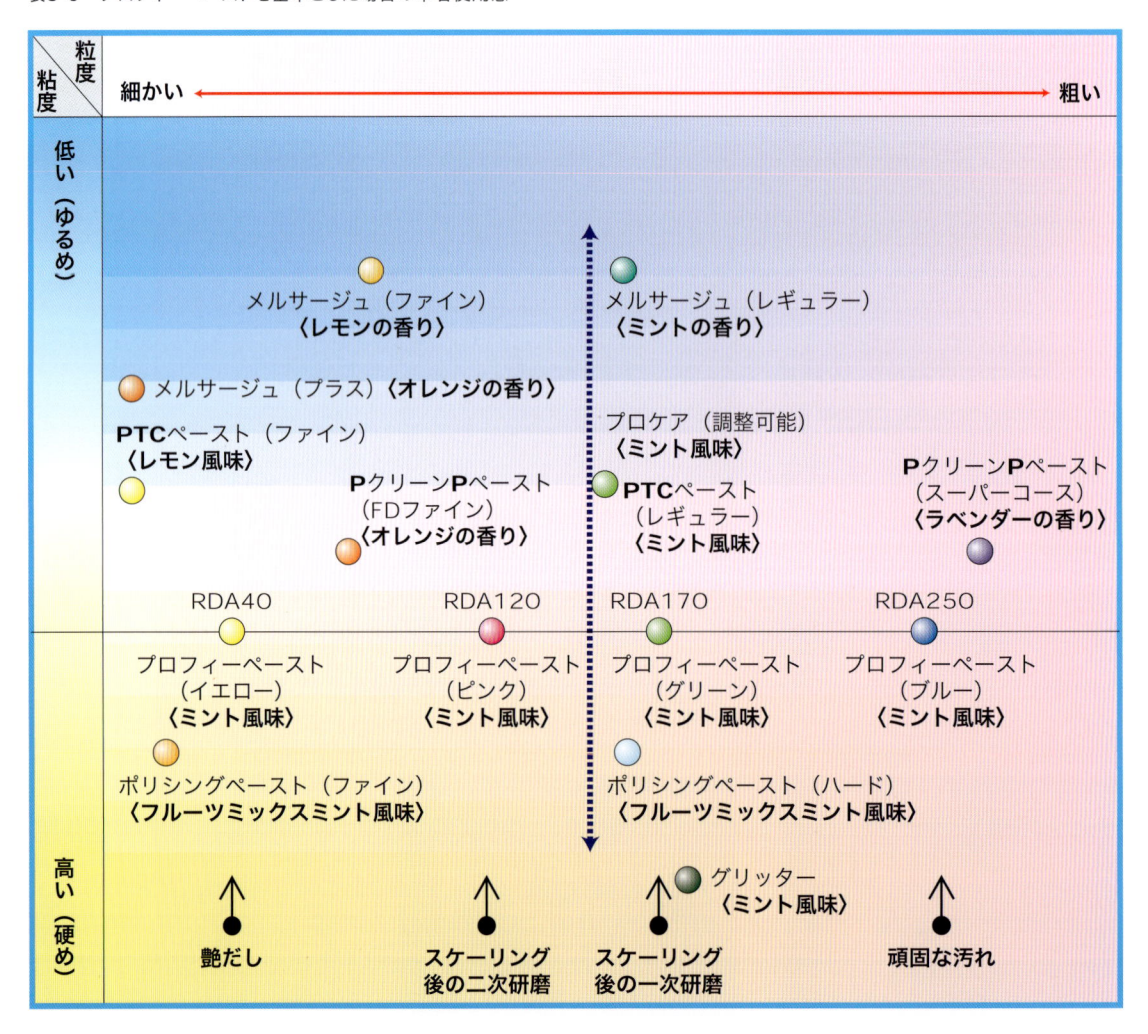

	細かい ← → 粗い
粘度 低い（ゆるめ）	メルサージュ（ファイン）〈レモンの香り〉　メルサージュ（レギュラー）〈ミントの香り〉 メルサージュ（プラス）〈オレンジの香り〉 PTCペースト（ファイン）〈レモン風味〉　プロケア（調整可能）〈ミント風味〉 PクリーンPペースト（FDファイン）〈オレンジの香り〉　PTCペースト（レギュラー）〈ミント風味〉　PクリーンPペースト（スーパーコース）〈ラベンダーの香り〉
	RDA40　RDA120　RDA170　RDA250
粘度 高い（硬め）	プロフィーペースト（イエロー）〈ミント風味〉　プロフィーペースト（ピンク）〈ミント風味〉　プロフィーペースト（グリーン）〈ミント風味〉　プロフィーペースト（ブルー）〈ミント風味〉 ポリシングペースト（ファイン）〈フルーツミックスミント風味〉　ポリシングペースト（ハード）〈フルーツミックスミント風味〉 　　　　　　　　　　　　　　　　　グリッター〈ミント風味〉 ↑艶だし　↑スケーリング後の二次研磨　↑スケーリング後の一次研磨　↑頑固な汚れ

Suggestion

PMTCは過保護行為？

「先生，PMTCなどで過剰に管理するのは患者さんを甘やかすことになりませんか？」ある講演会での歯科衛生士さんからの質問です．

こういう質問には正直「ドキッ！」としてしまいます．聞けば，最初は夢中でクリーニングをして患者さんに喜ばれていたのが，そのうちに何かむなしい気持ちになってきたということ．プロケアに重点を置くことで，「セルフケアをしなくては」という患者さんの気持ちが損なわれてしまうのではないか……，そんな思いを抱きはじめたようです．

状況によって一概にはいえませんが，この歯科衛生士さんの気持ち，よ〜くわかります．確かに私たちの臨床でもそのように感じることがあります．

五木寛之氏は「生きるヒント」という本の中で，仏教用語の「対治」と「同治」（たいじ，どうじと読みます）という思想についてこんなことを書いています．

悲しんでいる人に，「いつまでもくよくよしてても駄目だよ．気持ちを立て直して頑張りなさい．さあ，元気を出そう！」というふうに励まして，立ち直らせるのが〈対治〉的なやり方．これに対して，黙って一緒に涙を流すことによって，その人の重荷を自分のほうに引き受けようとする，そういうものが〈同治〉的な態度．そして，〈同治〉のほうが，さまざまな場面で〈対治〉よりもよい結果をもたらす場面が多いというのです．

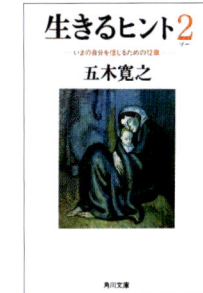

重度の歯周病の患者さん，あるいは有病者の方の口腔ケアを行うときに，参考になる言葉だと思いませんか？長い人生には，歯磨きどころではないときもあります．気持ちはあっても，さまざまな理由で余裕のない方もたくさんいらっしゃいます．そんな方々には，こちらから手を差し伸べてあげなければなりません．

「病気を否定して，それと対決する」だけでなく，ときにはそれを越えて，〈同治〉的な視点が求められる場合が，臨床には確かにあるのです．

PMTCや口腔ケアは，その目論見の一つに「セルフケアへの動機づけ」を含んではいますが，どちらかというと患者さんによりそう，患者さんをお世話するという〈同治〉的な側面が強い行為です．チーム医療においては，「医師は対治的な（励ます）役割，歯科衛生士は同治的な（いたわる）役割を演じる」というように割り切ってみてはいかがでしょうか？

ケア担当者である歯科衛生士が，むなしくなんてなる必要はありません．「ケア」というのはもともと同治的なものなのです．きっと長い目で見れば，徐々に患者さんも気がついてくれるはずです．「○○さんがこれだけやってくれるんだから，私も頑張らなくちゃ」と．もしそれでも不安を感じたときは，遠慮なく先生にビシッと言ってもらってください．歯科医師はそういう立場には慣れているはずです．それでこそチーム医療です．

さて，最初の質問に私がどう答えたか．

「智に働けば角が立つ．情に棹させば流される．意地を通せば窮屈だ．兎角に人の世は住みにくい」（『草枕』より）

何か気取っているようで気が引けますが，あまりにも「智」に働きかけすぎたいままでの歯科臨床への精一杯の皮肉（アイロニー）ということでご容赦のほどを……．

【五木寛之：生きるヒント2，角川書店，1995】
＊〈同治〉〈対治〉についてもっとお知りになりたい方は，駒沢　勝：『健康であれば幸せか』（法藏館，2000）をお読みください．

● やってみようPMTC

6 口腔内の洗浄（歯周ポケットの洗浄）

　口腔内の洗浄は，PMTC後の口腔内に残留したプラークや研磨剤を洗い流すことが一番の目的ですが，クリーニング終了後，「さっぱりとして気持ちがよい」という印象をもっていただくことがとても大切です．また，口腔内や歯周ポケットの頻繁な洗浄は，歯周病の初期治療時やメインテナンスでは必要不可欠で，歯肉に炎症がある場合などの症状緩和にも大変効果があります．

　PMTC終了後，スリーウェイシリンジで口腔内に残ったプラークや研磨剤を十分に洗い流し，患者さんにもよくうがいをしていただいたあと，さらに5mlのシリンジで歯間部や歯肉溝および歯周ポケットを念入りに洗浄します（図3-52）．

　洗浄液は精製水，または洗口液や含嗽剤を希釈したものを使用しています．洗浄液の入ったボトルを，あらかじめ保温庫で人肌程度に温めて用いると，さらにやさしく洗浄できます（図3-53）．洗浄には主に5mlのガラス製シリンジにパイロゾン針を装着したものを用います．水圧の調整がしやすく簡便で，使用する洗浄液の制約を受けないため，基本方法としています．歯周ポケットの多量のプラークを全顎にわたって洗い流す場合などには，多目的超音波治療器ピエゾンマスターが大変便利です．付属のボトルに洗浄液を入れて使用します（図3-54,55）．

　知覚過敏などの症状でしみる患者さんや歯肉の炎症が強く痛みのある場合は，洗口液，含嗽剤をぬるま湯で希釈し，綿球にたっぷり含ませて患部に付着したプラークを拭き取るように洗浄するなど工夫しながら行います．

　洗口液や含嗽剤は含有成分や味，使用感によってそれぞれ使い分けています（表3-7）．

　PMTC時に限らず，口腔内，歯周ポケットの洗浄は単独で行うこともあります．洗浄時には，ガラス製シリンジにパイロゾン針やプラスチック製のチップを適宜選択して使用します（図3-56）．場合によってはプラスチック製のエンプティシリンジにマイクロキャピラリーチップを装着したものも軽くて便利です（図3-57）．歯頸部のプラークを拭い取りながら洗浄したい場合は，インスパイラルブラシチップにつけかえて洗浄します（図3-58a）．これは，長さの調整可能なブラシ付きチップで，当たった感覚がソフトなため歯肉にやさしいのが特徴です（図3-58b）．また，チップ先端と側方の3カ所から洗浄液を噴出するポケットプローブも便利です（図3-59a）．補綴物の連結部などを傷つけることなくしっかりと洗浄したい場合などに使用します（図3-59b）．

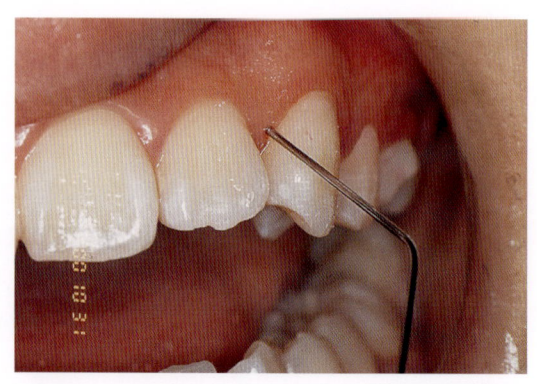

図3-52　5mlのシリンジ（エムエス）で歯間部や歯肉溝および歯周ポケット内を念入りに洗浄する

いずれのプラスチック製チップも，根分岐部の洗浄や智歯周囲炎の洗浄，重度歯周病の深いポケット内洗浄時に大変使いやすく，おすすめです．

表3-7 洗浄液として使用する洗口液・含嗽剤の特徴

	名称	主な成分	筆者使用感
①	コンクール〈F〉（ウエルテック）	● グルコン酸クロルヘキシジン ● グリチルリチン酸モノアンモニウム ● 緑茶抽出成分 ● l-メントール	● ピリッとしたミント風味で爽快感が持続する ● ぬるま湯などに希釈して使用
②	バトラー CHX洗口液（サンスター）	● グルコン酸クロルヘキシジン ● グリチルリチン酸モノアンモニウム	● 甘味のあるマイルドなミント風味 ● 主に強酸性電解水に添加して使用
③	ネオステリングリーン（日本歯科薬品）	● 塩化ベンゼトニウム	● ミント風味 ● ぬるま湯などに希釈して使用
④	システマSP-T メディカルガーグル（ライオン）	● セチルピリジニウム塩化物水和物（CPC） ● グリチルリチン酸二カリウム ● l-メントール ● チョウジ油	● やや強いメントール味 ● ぬるま湯に希釈して使用 ● SPT時などのポケット内洗浄に用いる

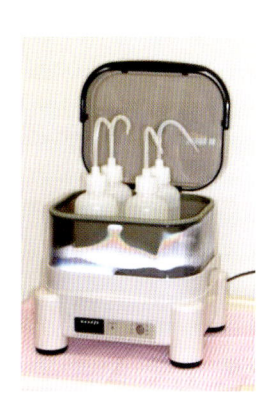

図3-53 洗浄液を入れるボトルはシリンジに注入しやすいノズル付きを使用．あらかじめ口腔内撮影用ミラー保温庫（生田産業）で温めておくとさらによい

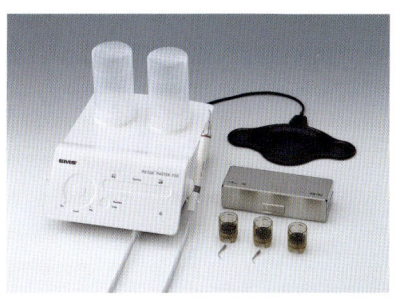

図3-54 多目的超音波治療器 EMSピエゾンマスター700（松風）．洗浄液用のボトルとハンドピースがそれぞれ2本装着可能で使いやすい

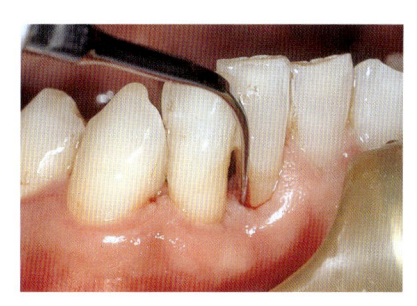

図3-55 ピエゾンマスターイリゲーション用チップPS．先端が細く，深い歯周ポケットにも確実に到達する

●やってみようPMTC

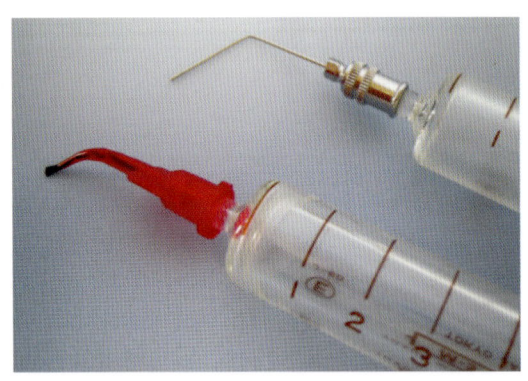

図3-56　洗浄に使用する5mlシリンジの先端．上からパイロゾン針（エムエス），インスパイラルブラシチップ（ウルトラデント）

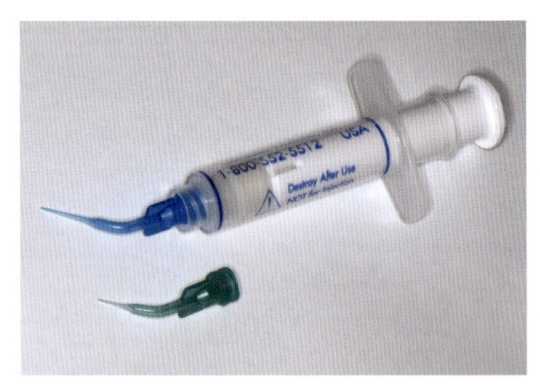

図3-57　プラスチック製のエンプティシリンジとマイクロキャピラリーチップ．チップが外れ落ちないロックルアータイプ．チップ先端は長さが2種類あるため適宜選択して使用する（ウルトラデント）

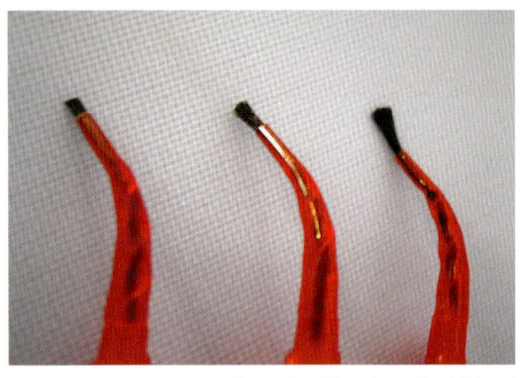

図3-58a　インスパイラルブラシチップは，プラスチック製でブラシ付きのため歯肉にやさしい．先端のブラシ部分は長さが調整できる

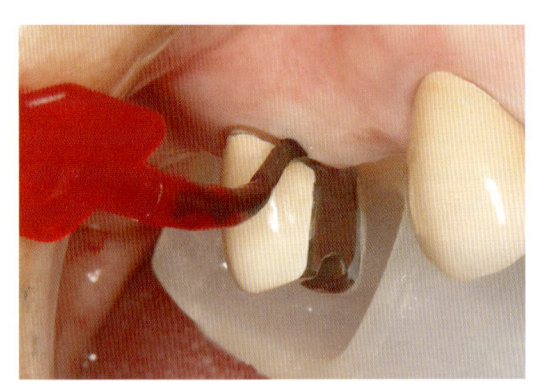

図3-58b　インスパイラルブラシチップを用いての補綴物マージン部の洗浄．歯頸部のプラークをやさしく拭い取りながら洗浄したい場合に便利

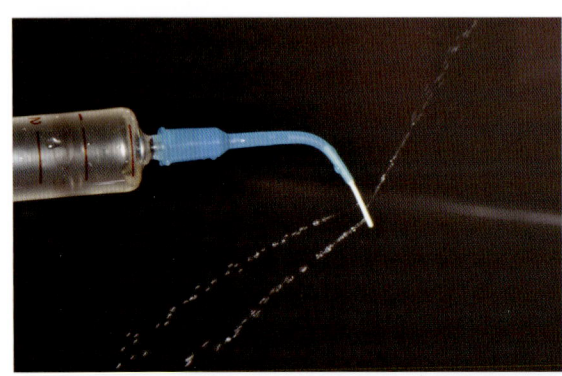

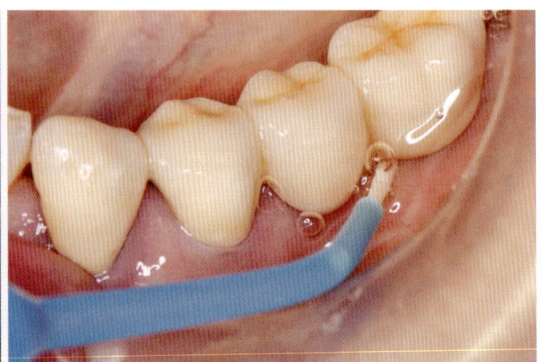

図3-59a, 59b　ポケットプローブを用いての補綴物連結部の洗浄．補綴物の連結部などを傷つけることなくしっかりと洗浄したい場合などに使用する

Book Review

心に残る言葉

利に惑うは愚かなる人なり——吉田兼好

徒然草の一節．「名利に使はれて，静かなる暇（いとま）なく，一生を苦しむこそ，愚かなれ」．名利とは世俗的な名誉，地位，財産のこと．心当たりはありませんか？　気をつけなくては……．

【中野孝次：清貧の思想．草思社，東京，2001】

Column

口の中の景色が変わったみたい……

　　PMTCのあとで，ある患者さんがふとつぶやいた言葉です．そんな思いがけない言葉だけでなく，長い間診療室で口腔ケアを続けていると，それまで見えなかったものが急にはっきり見えてくる瞬間があります．

　　たとえば口腔乾燥症．私たちが「口の渇き」について意識しだしてからまだ日は浅いのですが，「意識することで見えてくる驚き」を日々実感しています．それを気づかせてくれたのは，口腔清掃が一段落したあとのある患者さんの「信じられないほど楽になりました」という一言でした．口渇に悩む人たちにとって，口腔ケアの知識や技術は，う蝕予防，苦痛緩和だけでなく心のケアの面からも，大いに役立つのです．

　　それまで同じように見えていた重度歯周病も，患者さんが抱えている全身の病気やストレスなどを意識することで，みな違って見えてきます．抜歯の時期もそれぞれ違いますし，その過程で精神的な援助が求められていることも，長期的なケアを通して気づくことができました．

　　それらはいつも新鮮な驚きをともなって，突然私たちの臨床のなかに姿を現し，そこからまた新たなケアのシステムが生まれていきました．

　　実際の臨床では，医療担当者として「患者さんを助けた」という感覚よりも，「患者さんを救った」と思われる瞬間に遭遇することもまれではありません．

　　PMTCや口腔洗浄，各種含嗽剤の使い方など，自院における口腔ケアのシステムを見直すことで，全身疾患をもつ患者さんのヘルスケアだけでなく，今後需要がいっそう増すと思われる"出かける歯科医療"（要介護高齢者の訪問診療など）の領域でも，歯科医療の可能性はますます広がることと思います．

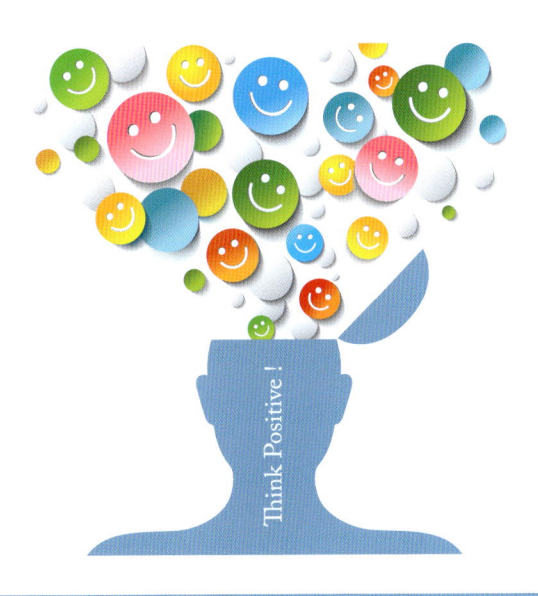

7 フッ化物塗布

■ PMTCの仕上げ──フッ化物塗布

　口腔内や歯肉溝および歯周ポケット内の洗浄後，二次う蝕や知覚過敏，根面う蝕の予防として，歯面全体にフッ化物を塗布して終了になります（図3-60）．フッ化物は主に0.2％フッ化ナトリウム含有ジェル（図3-61～63）を使用し，歯間部や歯頸部には念入りにすりこみます．製品によって，粘度や風味・香りにそれぞれ特徴があるので，患者さんに合わせて使い分けます．

　さらにセルフケアでも習慣的にフッ化物含有ジェルを使用していただくと，より効果的です．う蝕予防効果を高めるために適切にアドバイスします．

　また，特にカリエスリスクの高いケースにおいては，2％フッ化ナトリウム含有ゼリーやフォームなどを適宜選択して使用します（図3-64）．

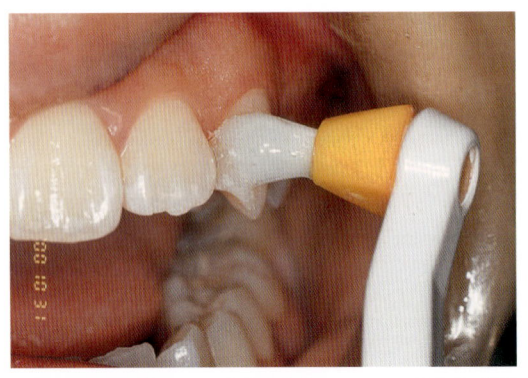

図3-60　歯面全体にフッ化物を塗布してPMTCを終了．歯間部や歯頸部は特に念入りにすりこむ．インタースペースブラシ（エイコー）は狭い空隙にもよくフィットして使いやすい

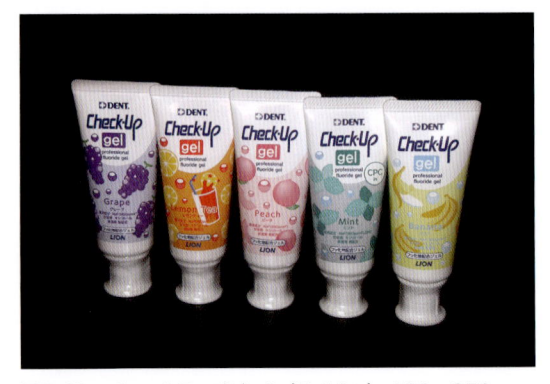

図3-61　チェックアップジェル（ライオン）．500～950ppmフッ化ナトリウム含有

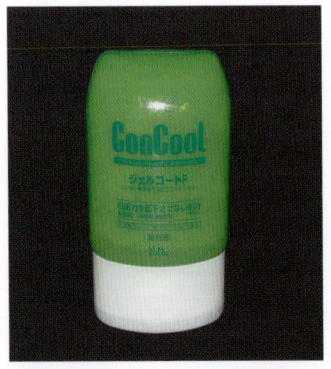

図3-62　コンクールジェルコートF（ウエルテック）．950ppmフッ化ナトリウム含有

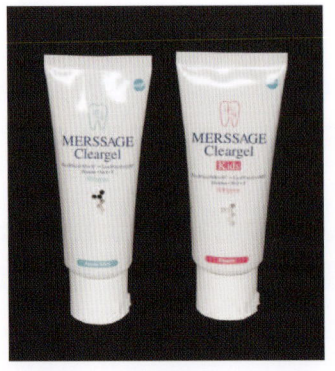

図3-63　メルサージュクリアジェル（松風）．500～950ppmフッ化ナトリウム含有

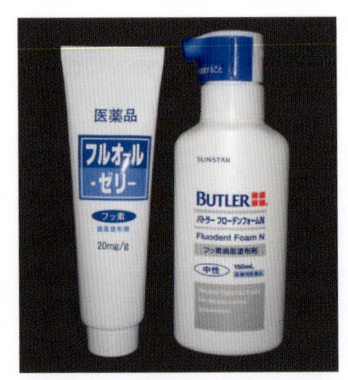

図3-64　左はフルオールゼリー（ビーブランドメディコ），2％フッ化ナトリウム含有．右はバトラー フローデンフォームN（サンスター），2％フッ化ナトリウム含有

●やってみようPMTC

3 8

ワンタフト系ブラシとその他の器材

▌ワンタフト系ブラシ

　ワンタフト系ブラシはヘッドが小さいため，普通の歯ブラシでは届きにくい部分に毛先を容易に当てることができます．狭い部位での細かな操作もしやすいので，プラークの除去が効率よく行えます．

　ワンタフト系ブラシは，使用目的や口腔内の状態に応じて随時使い分けることが大切です．しっかり磨きたい場合は，毛先が鋭角にカットされたもの，狭い部位やソフトに当てたい場合は歯面にしなやかにフィットするものを使用します．図3-65〜67は，私たちの臨床で特に成果をあげているブラシです．

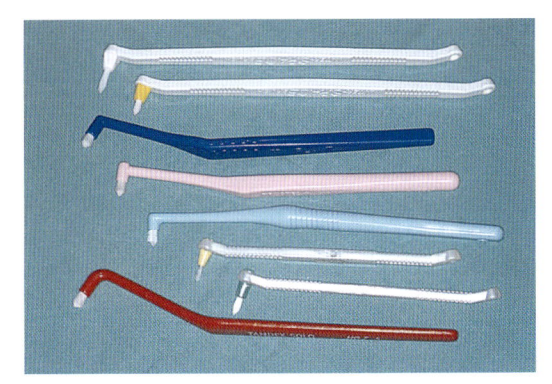

図3-65　各種ワンタフト系ブラシ．使用目的や口腔内の状態に応じて使い分ける

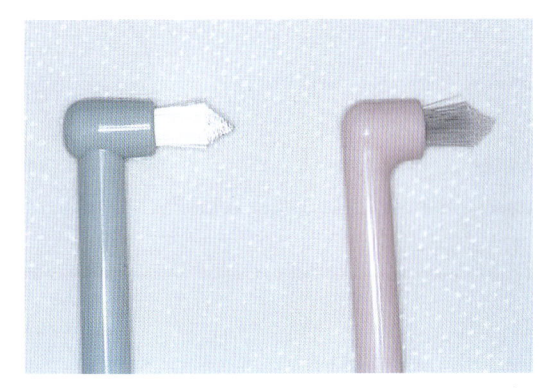

図3-66　左はワンタフト（ジーシー），右はEXワンタフト（ライオン）．毛先の耐久性に優れているため安定している．ペンシルタイプはしっかり磨きたい場合に使用する

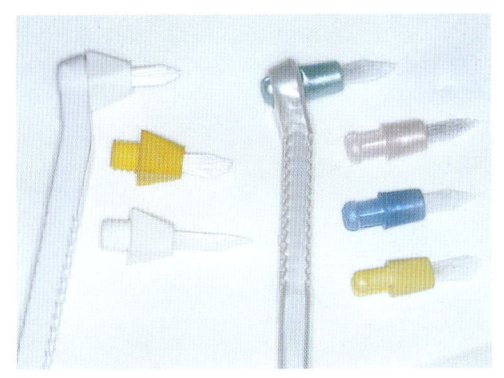

図3-67　左はインタースペースブラシ，右はインタースペースミニおよび各種交換用チップ（エイコー）．狭い部位や細かい凹凸部に使いやすい．毛先がしなやかで歯面によくフィットする

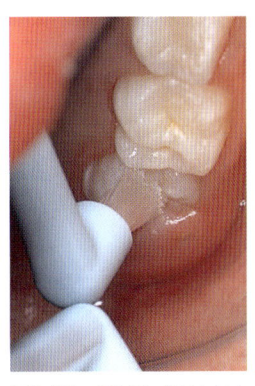

図3-68　EXワンタフトによる萌出途上の永久歯の清浄

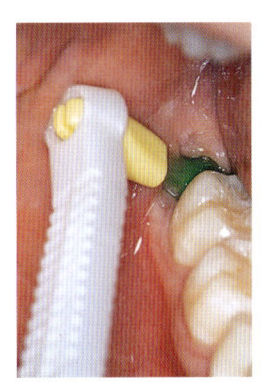

図3-69　ポケットクリーナーによる智歯周囲炎の洗浄

7.フッ化物塗布／8.ワンタフト系ブラシとその他の器材　067

●やってみようPMTC

その他の器材

これまで紹介した器材のほかにも，使いやすく患者さんにやさしい器材が数多くあります．以下にそのうちのいくつかを紹介します（図70～74）．

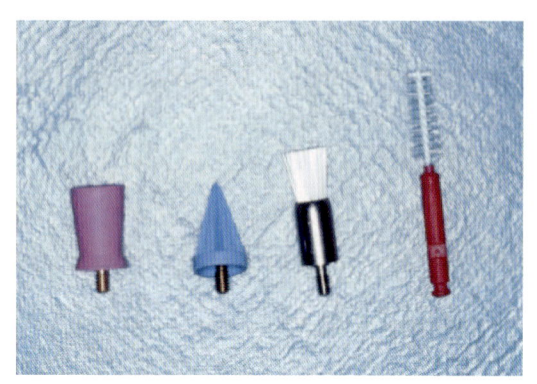

図3-70　左からPTCカップ，コーン，ブラシ，歯間ブラシ（ジーシー）．パステルカラーのカップは怖がりの患者や小児の恐怖心をやわらげる効果もある

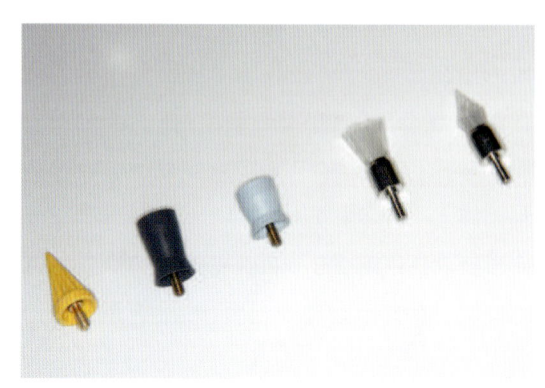

図3-71　メルサージュカップ3種とブラシ2種（松風）．ペンシルタイプのブラシは小窩裂溝や凹部の清掃に使用すると大変便利

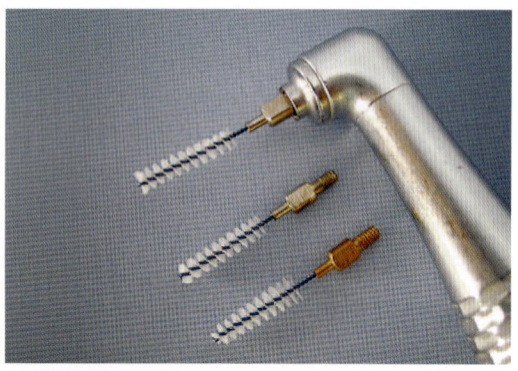

図3-72　POブラシ（フロンティアデンタル）．減速コントラに直接装着できるスクリュー型の歯間ブラシ．補綴物の連結部や矯正装置周辺など狭い部分のPMTCに使用する

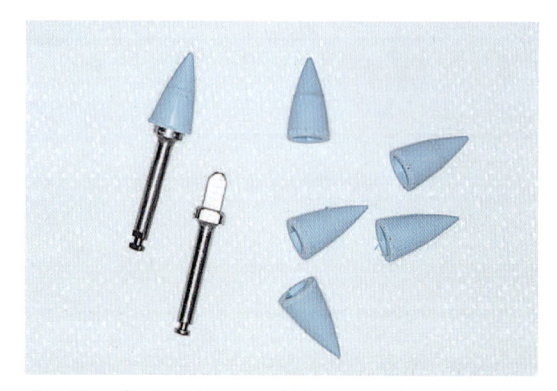

図3-73　プレサージュコーン（松風）．シリコーンに研磨剤が練り込まれているので，着色などの頑固な付着物を効率よくこすり取ることができる

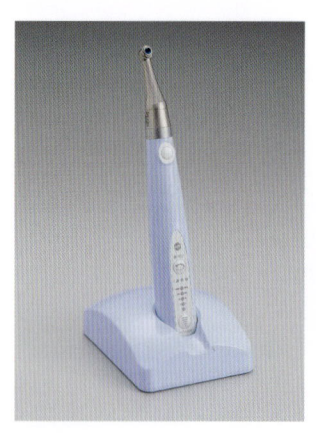

図3-74　コードレスのPMTC用コントラ，メルサージュプロソリッド（松風）．障害者や高齢者など，特に座位での施術時にはコードがないため使いやすい．訪問診療時のケアにも便利

Suggestion

人まねじゃつまらない

　第5章にその一部をまとめましたが，講演会や実習セミナーなどを通して実にさまざまな質問が寄せられます．その中で特に多いのは器材についての質問です．とかく「最近の若い人はマニュアル世代」と揶揄されますが，質問の内容も確かにそれを反映していて，細かい器材の名前，その使い方に始まり，果ては機器類の動かし方，スピード，どれがよいのか，どのくらいの分量かなど，ときには「もう，それ以上聞かないで」とでも言いたくなるほどです．

　ケアの世界は試行錯誤の連続で，ほとんどが応用問題ですから，返答に窮してしまうこともたびたび生じます．「こんなときにはこれが必要」と感じても，それが言葉にならない，データにならない．「大切なのは患者さん一人ひとりを見つめる眼差しと心です」などとお茶を濁してしまうのですが，そう言っている本人もどこか煮え切らない思いがあります．

　でも，ちょっと立ち止まって考えてみましょう．だからこそおもしろいのではないか，だからこそやりがいがあるのではないか．

　ふと思いついた何気ない一工夫が，思いがけないほどの効果を発揮し，それが患者さんの笑顔につながる，そんな瞬間がうれしいのです．私たちのケアシステムはそうやってできあがってきましたし，いまもそんな瞬間を大切にしています．

　何かよりどころが欲しい気持ちはわかりますが，もしそれでうまくいったとしても，「ああ，やっぱりそうか」で終わってしまいます．

　人まねじゃつまらない．やや語弊があるかもしれませんが，ケアの世界は「なんでもあり」ですから，さまざまに工夫してぜひ"思いがけない感動の瞬間"にめぐりあってください．そのときから，誰のコピーでもないあなた自身のケアシステムが動き出すのだと思います．長期的な信頼の絆に支えられたmy patient, my dentist, そしてmy hygienistの関係もそこから始まるのだと思います．

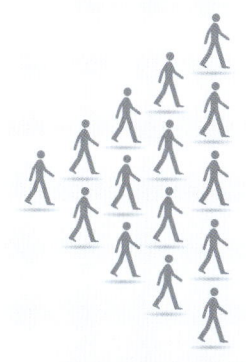

Book Review

心に残る言葉

離見の見——世阿弥

　能の秘伝書「風姿花伝」の中の言葉．演ずる自分に酔わなければ観客の心をつかむことはできないが，その一方で，酔っている自分を見つめる離れた自分（客観的な目）が必要．能の奥義への道は険しいということ．患者さんへの説明時や講演中によく思い出す言葉です．

【斉藤　孝：声に出して読みたい日本語．草思社，東京，2001】

Practice of PMTC

4

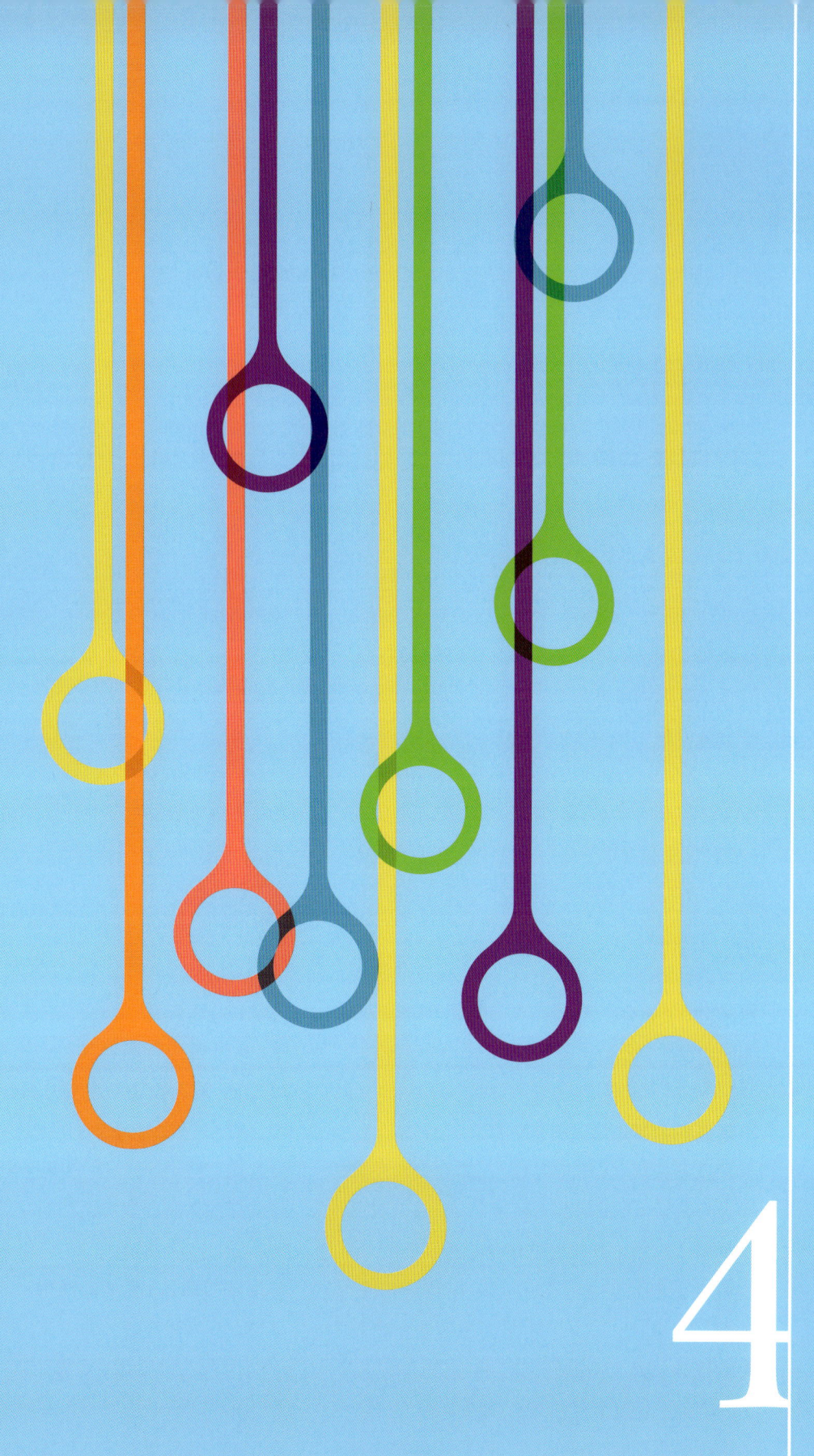

PMTCの実際

波多野映子

4-1 初診時のPMTC

■ PMTCをインフォームする

　私たちが口腔ケアの手法としてPMTCを活用していることは前述しましたが，診療室の中でこの考え方を前面に押し出そうとする場合には，まず初診時，再初診時にその姿勢を患者さんにインフォームする必要があります（図4-1）．口頭での説明はもちろんですが，院内文書や待合室の掲示板などの利用も，繰り返し読んだり見たりして少しずつ理解を深めていただけるので効果的です（図4-2）．また，こちら側からの情報提供だけでなく，患者さんの言葉にも耳をかたむけ，情報収集を心がけることもここでは大切です．

　一方，定期検診とPMTCのための来院が習慣づいている患者さんには，随時，口腔内や体調の変化などの確認をしながら行います．

■ 審美的欲求に応えるPMTC

　疾患を主訴としてではなく，歯面の着色の除去を希望して来院する患者さん，歯の表面が頻繁に着色する方や喫煙者に対しては，着色の除去を目的としてPMTCを行います．PMTCのクリーニング効果で患者さんの審美的欲求に応えるとともに，自宅でのセルフケアの向上が期待できます（図4-3,4）．

　歯面のポリッシングでは，色素沈着物の種類，着色部位，範囲，厚みにより器材や研磨ペーストを有効に使い分けます．内在性色素沈着物は除去不可能なので，注意深く見極め，過剰なポリッシングにならないように気をつけましょう．

　たとえば，若年者などにみられる薄い着色の場合は，まずガーゼに研磨ペーストを少量つけてキュッキュッとこすったあと，プロフィーカップで仕上げ研磨，つや出しを行います（図4-5〜8）．この方法は，機械類が苦手な患者さんにも応用できるうえに，効率もよいのでおすすめです．

　また，ブラッシング指導の効果がなかなかあがらない患者さんや，口呼吸や唾液が少ないなどの理由で頑固なプラークが付着しやすい方では，あらかじめ探針などでプラークを取り除いて見せ（ディプラーキング），私たちが術者磨きをしてみるのも効果的です．歯ブラシで取りにくい部分にPMTCを行います（図4-9〜12）．

　後述しますが，ディプラーキングや術者磨きは，高齢者や有病者など全身的リスクを抱えた方や，歯肉の炎症が強く痛みがある場合には，大変効果があります．初診に近い時期はこの方法で行い，少しずつ無理のない程度に機械的な清掃を取り入れていくとよいでしょう．

■ 治療の導入としての使用

　怖がりの患者さんや小児の治療導入やトレーニングとして活用する場合は，早い時期に行うことになりますので，軽いタッチで多少ひかえめにして，まず慣れていただくことが大切です．

　こうした場合には，プロフィーカップ#1805は，先端がとがった形状であるのに軟らかく，歯肉に当たっても痛くないという特徴をもっているので，導入やトレーニング時の使用にはおすすめです（図4-13,14）．

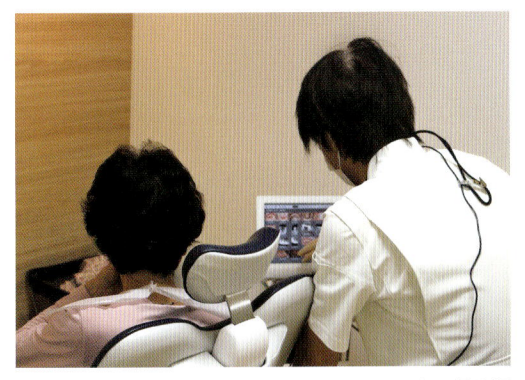

図4-1　初診時, 再初診時にはメインテナンスの必要性を繰り返しインフォームする

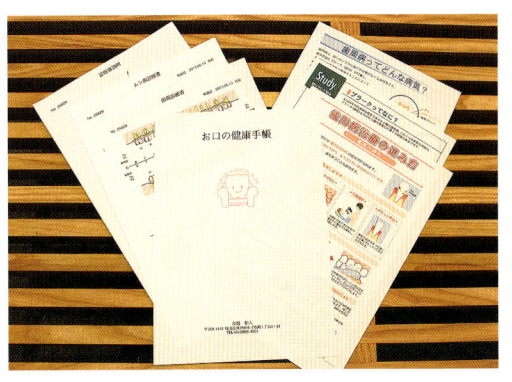

図4-2　古畑歯科医院では初診時に「お口の健康手帳」をお渡ししている

着色の除去

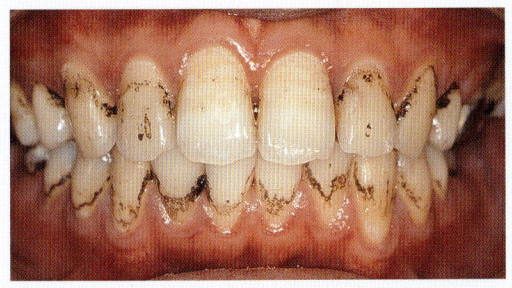

図4-3　PMTC前. 歯面の着色の除去を希望して来院する方に対しては, 着色の除去を目的としてPMTCを行う

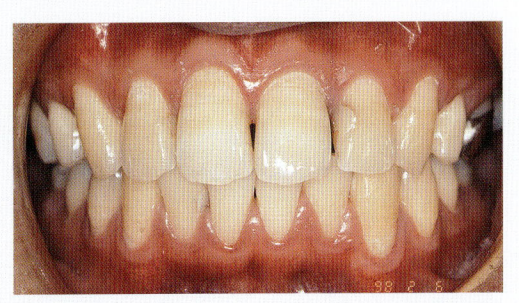

図4-4　PMTC後. クリーニングの効果で審美的欲求に応えるとともに, 自宅でのセルフケアの向上が期待できる

過剰なポリッシングに注意しよう

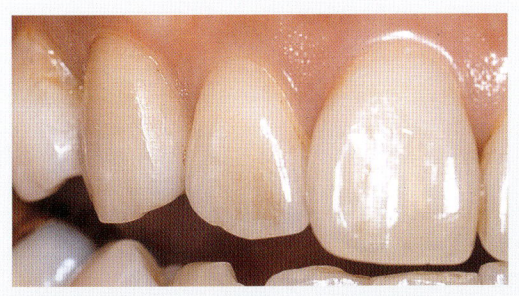

図4-5　若年者などにみられる薄い着色. 過剰なポリッシングにならないように十分注意する

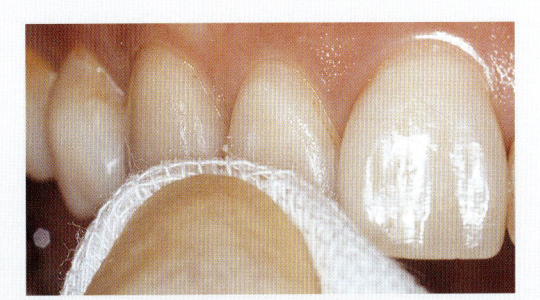

図4-6　薄い着色ではまずガーゼに研磨ペーストを少量つけてキュッキュッとこすってみる

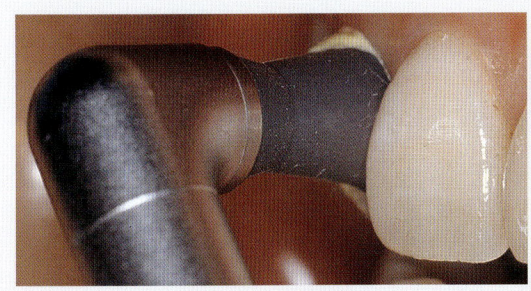

図4-7,8　プロフィーカップ#1800による仕上げ研磨・つや出し. ソフトタッチで行う

1. 初診時のPMTC　073

●PMTCの実際

ディプラーキング→術者磨き→PMTC

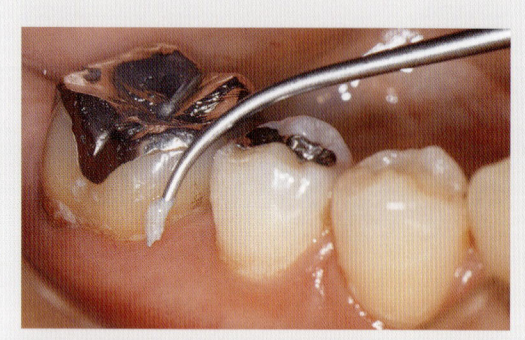

図4-9 頑固なプラークはあらかじめ探針などで取り除いて見せることも有効（ディプラーキング）

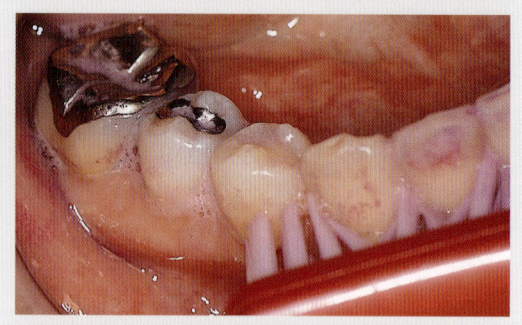

図4-10 患者の行うブラッシングでは取れないプラークは，術者磨きをしてみる

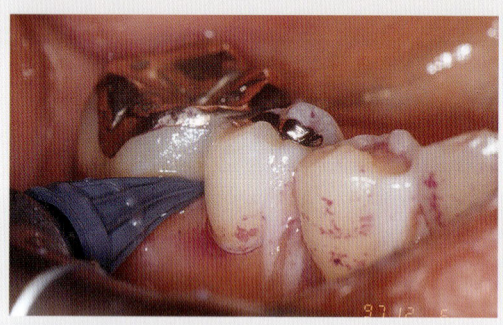

図4-11 歯ブラシで取りにくい部分にPMTCを行う

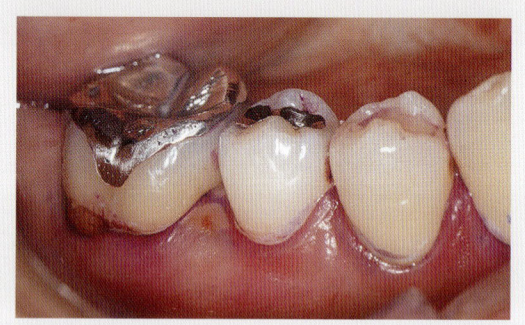

図4-12 PMTC後

小児の治療導入に活用する

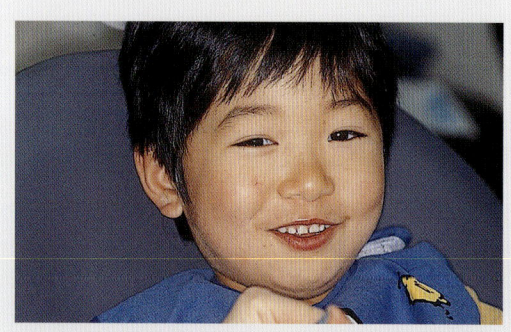

図4-13 小児の治療導入やトレーニングとしてPMTCを活用する（怖がりの患者にも有効）
（写真は患者の許可を得て掲載）

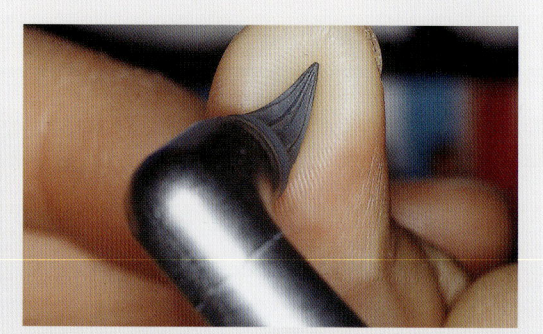

図4-14 プロフィーカップ#1805は，先端がとがった形状であるのに軟らかく，当たっても痛くない．患者に直接触れさせてみる

Column

北風と太陽

　治療中に時折イソップ童話の「北風と太陽」を思い出すことがあります．
　医師という立場上，時には患者さんに厳しい見通しを告げなければならない場合があります．ところが，なかには自分がさほど重症とは思っていない方がいて，X線写真やチャートを用いた説明にも怪訝そうな顔をします．露骨に不信感を漂わせる人もいます．そんなとき，その病気を治せないという自分自身へのいらだちも手伝って，つい口調がぞんざいになったり治療から手を引こうかとふと思ったりしてしまいます．そうなると患者さんはますますかたくなに心を開こうとしません．
　その患者さんが，担当歯科衛生士の丹念なPMTCの後しばらくして，とりあえずの症状が緩解すると，彼女に向かって屈託のない笑顔を見せることがあります．私は出番を失った役者のように，ただおろおろするばかりです．重症者にこそ温かい心が何よりも必要だということを実感する一瞬です．

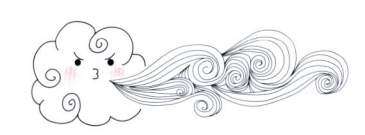

（Uchiyama）

Column

インフォームド・コンセントのための潤滑油

　重度歯周病の患者さんが来院して，先生がX線写真を患者さんに見せながら希望のもてない歯があることを説明しています．診療室にちょっと重々しい空気が漂う瞬間……．
　そんなとき，私は心のなかで「よーし，私の出番だわ」とつぶやいているのです．
　多少の自覚症状があっても「まさか自分が歯周病だなんて」と，ひとごとのように考えていた人，どうせ抜けるのだからと何年も来院しなかったのに，いざとなったら抜きたくないという人，以前，歯周病と診断されたにもかかわらず，仕事や生活に追われて，治療を続けることから落ちこぼれてしまった人……．
　いろいろな理由で手遅れの場合でも，患者さんの側に，まだその事実を受け入れる準備ができていないケースがほとんどです．
　先生，あせらないで……．せっかくのインフォームド・コンセントのための努力も，まるでかみ合わない歯車のように，ギシギシと音を立ててしまいそう……．
　歯科医師と患者さんの不本意なすれ違い，そこに潤滑油を注ぎ込むのが歯科衛生士である私の役割だと思っています．

（Hatano）

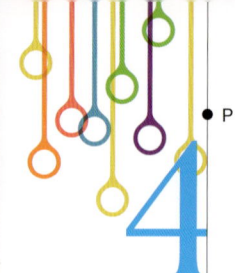

● PMTCの実際

4-2 歯周治療にPMTCを活かす①

メインテナンス継続の動機づけに

　歯周病の管理を目的としたPMTCは，スケーリング，ルートプレーニング，歯周外科などにより，「歯肉縁下プラークおよび歯石をできる限り除去した状態で行う」ことが原則となります．

　歯周治療後，口腔内の健康を維持するためには継続性のあるメインテナンスが必要です．治療によって一時的によい歯周環境が獲得できたとしても，その状態が長く続く保証はどこにもありません．そこで，患者さんのセルフケアと合わせて定期的にPMTCを行ってみると，大変効果があります．

　歯周治療がいったん終了して，口腔内が落ち着いている場合は，とかく患者さんも私たちもついホッとしてしまいがちですが，定期検診の必要性やリスクを十分説明し「次の来院をお待ちしています」という気持ちを伝えます．

SPT時のPMTC

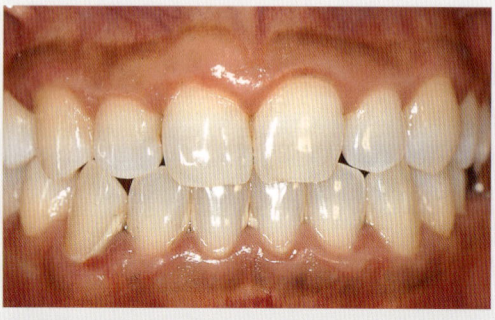

図4-15　45歳，女性，初診時．全顎にわたって歯肉の発赤・腫脹が見られる．歯肉縁上・縁下とも歯石の付着が著しい

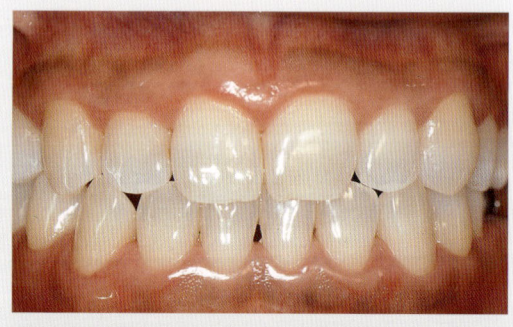

図4-16　初診から4カ月後，初期治療終了時．全体的に歯肉はすっきりとして落ち着いている．ここでホッとしてしまいがちだが，定期検診の必要性やリスクを十分説明する

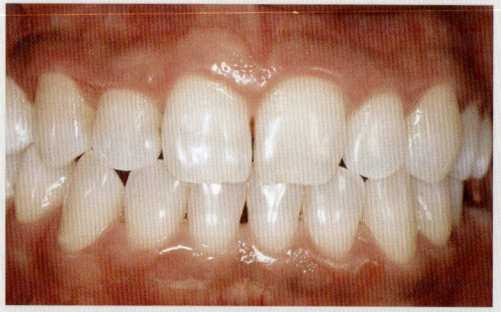

図4-17　SPT時，PMTC後．歯の表面がツルツルして"気持ちよい"という．この感覚が次のリコールの動機づけになる

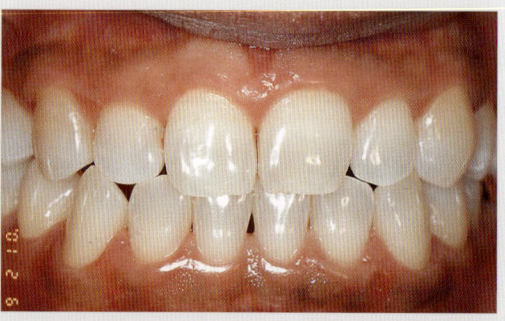

図4-18　初診から11年後．リコール時にPMTCと歯周デブライドメントを繰り返すことによって，歯肉の状態はさらに安定してきた

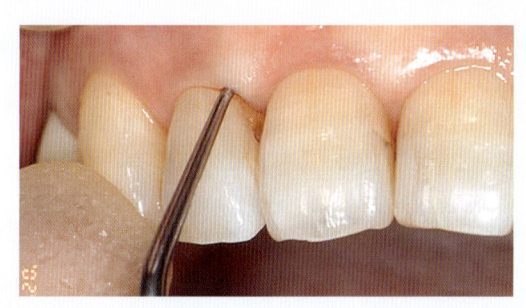

図4-19　根面のデブライドメント．セメント質を傷つけないようキュレットの刃の当て方に気をつける．歯石再沈着があればスケーリング

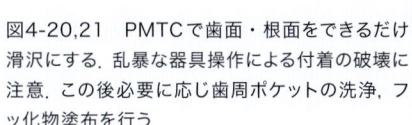

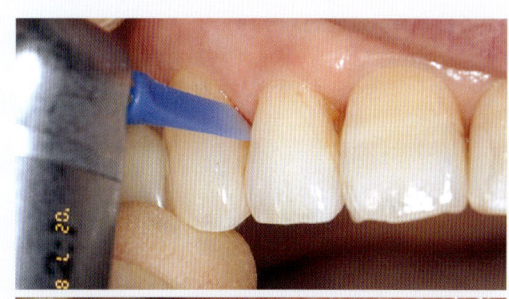

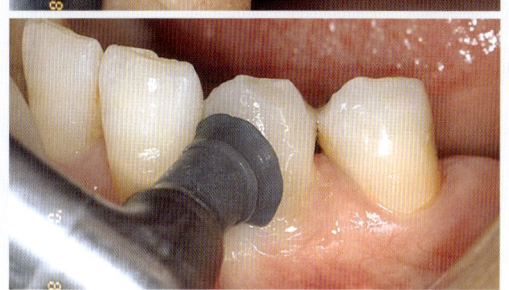

図4-20,21　PMTCで歯面・根面をできるだけ滑沢にする．乱暴な器具操作による付着の破壊に注意．この後必要に応じ歯周ポケットの洗浄，フッ化物塗布を行う

さらにリコール時には，「口の中がさっぱりとして気持ちがよいのでまた来たい」と思っていただけるクリーニングをできる限り心がけることが大切です（図4-15〜18）．

SPT（Supportive Periodontal Therapy）

　AAP（米国歯周病学会）のコンセンサスレポートによれば，SPTとは，「動的な歯周治療の後に開始される治療のことであり，歯周治療後のメインテナンス時に適用されるだけでなく，歯周疾患に罹患しているにもかかわらず，全身状態やその他の理由で歯周外科処置が受けられない患者にも適用される」とされています．その具体的術式としては，スケーリングやルートプレーニング，専門家による歯面清掃（PMTC）のほかに，各種歯周検査に基づく患者自身による口腔清掃の再教育，補助療法，化学療法などが適宜追加されます[1]．

　これまで数多くの研究によって，歯周治療後の再発を防止するためにSPTがきわめて重要であり，中でもSPTにおけるPMTCの有効性が示唆されてきました[2]．このことは歯周病の「メインテナンス治療」においては，患者自身で行うプラークコントロールのほかに，専門家による積極的な支援が必要であることを意味しています（図4-19〜21）．

セルフケアへの動機づけに

　セルフケアの習慣が定着していない方などに，その必要性を説明したりブラッシング方法だけを指導しても，なかなか効果が上がらないような場合は，術者磨きと合わせて比較的早期にPMTCを行ってみます．

　ここでは「口腔内がきれいになった状態を患者さんに体験してもらう」，「自分でもブラッシングしやすい状態に口腔内の環境を整える」ことがポイントです．「きれいになってうれしい」，「この状態を維持したい」，「以前より磨きやすくなった」といった口腔環境の変化が，セルフケアのレベルアップにつながったり，治療に前向きでなかった方の治療意欲を喚起して思わぬ進展がみられる場合があります．また，PMTCによる歯肉の消炎効果で，その後のスケーリングがスムーズに行えるのも利点です（図4-22〜27）．

● PMTCの実際

セルフケアの動機づけからスケーリングへ

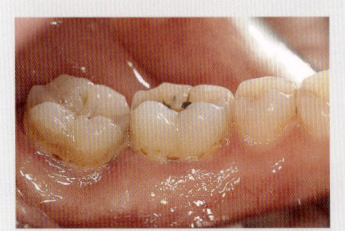

図4-22 50歳，女性，初診時（6 7 舌側），"全体的に歯が浮く""歯肉から出血がある"を主訴に来院．歯肉の発赤・腫脹，歯石の付着が認められる

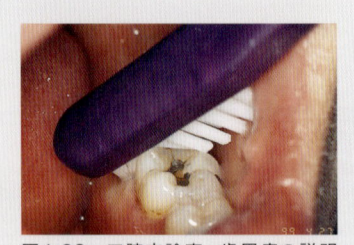

図4-23 口腔内診査，歯周病の説明後，ブラッシング指導を行う．苦手な部位は，術者磨きを行い，毛先が当たっているという感覚を味わってもらう

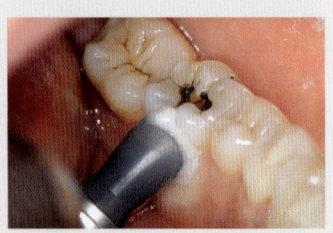

図4-24 プロフィーカップによるPMTC．患者自身が磨きやすい環境を整える

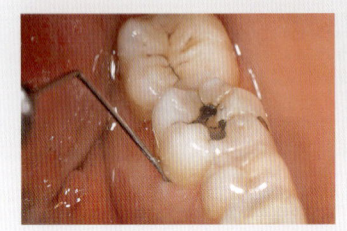

図4-25 PMTCとあわせて歯周ポケットの洗浄も行う

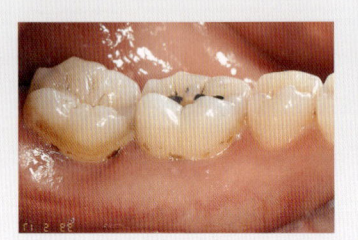

図4-26 初診から1カ月後，患者自身のブラッシングも定着してくる．歯肉表面の炎症が少しずつ改善され，縁下歯石が見えてきた

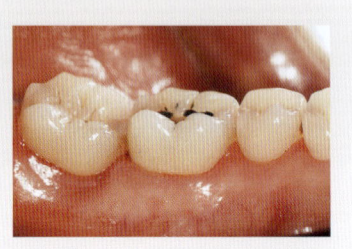

図4-27 スケーリング後，ブラッシングとPMTCによる歯肉の消炎効果で，スケーリングもスムーズに行える

スケーリング後の歯面研磨に応用する

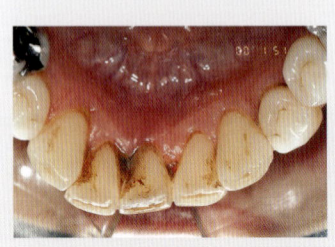

図4-28 43歳，女性，初診時．3→3に歯石の付着が見られる

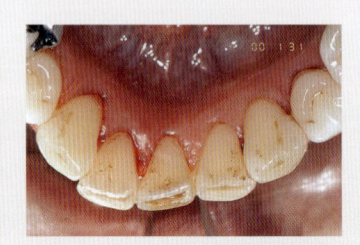

図4-29 スケーリング後，歯石の取り残しがないように念入りに行うが，まだ細かいザラつきが見られる

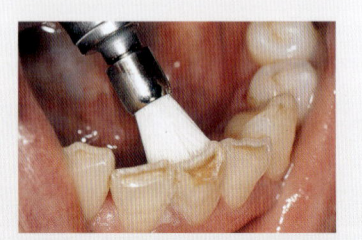

図4-30 スケーリング後のプロフィーブラシによる歯面研磨．ソフトなナイロン製なので，やさしい研磨が行える

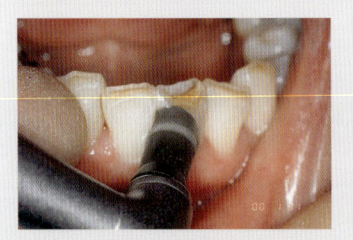

図4-31 スケーリング後のプロフィーカップによる仕上げ研磨

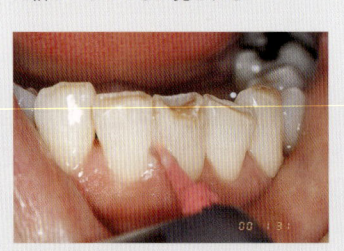

図4-32 隣接面もエバチップを用いて念入りに研磨する

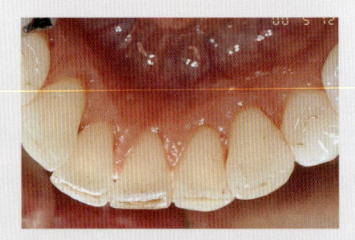

図4-33 歯面研磨後の状態．さらに歯面がすっきりと滑沢になっている

表4-1 スケーリング後の歯面研磨の目的

- 歯石除去後の粗糙な歯面を滑沢にして歯石の再沈着を予防する
- 残留している微細な歯石やプラーク，色素沈着物を除去する
- 患者に爽快感と審美感を与え，口腔衛生への認識をもたせる

【新歯科衛生士教本「歯科予防処置」第2版，医歯薬出版，東京，1992】

● PMTCの実際

4-3 歯周治療にPMTCを活かす②

この患者さんに，いま何を？

PMTCの基本的手順は前述しましたが，歯周治療においては，各ステップを単独で，または組み合わせを変えて行うことがよくあります．それは，それぞれの患者さんの病態や口腔内の状態によって対応が違ってくるからです．まず，「この患者さんにとっていま何をしてあげたらより有効な処置が行えるか」という一点を考えることから始まります．

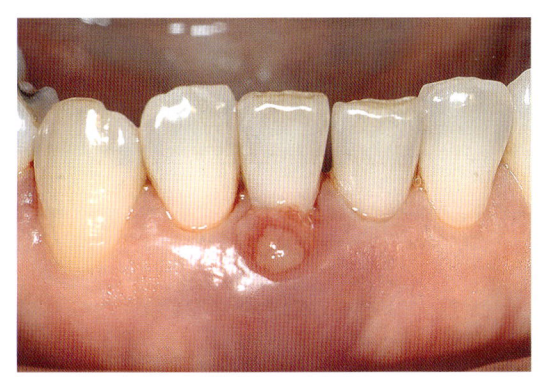

急性期には

図4-34は歯周病の急性期によくある症状で，痛みを伴う歯肉の腫脹です．このような場合，X線写真による診査や病態の説明，痛みや炎症を軽減させるための投薬などはもちろんですが，それとあわせて，まず歯肉縁下のプラークをそっとかき出したり（ディプラーキング），洗い流すこと（歯周ポケットの洗浄）を行います（図4-35）．痛くて患者さん自身が磨きにくい場合は，こちら側で歯肉縁上のプラークを取り除いてあげてもよいでしょう（術者磨き）．

歯周病は感染症であるという側面をもっていますから，細菌性のプラークを積極的に取り除くことは，痛みや炎症の改善に大変効果があります（図4-36）．ですから，PMTCをすすめながら歯肉縁上のプラークコントロールをしていきます．口腔内の環境が整ってきたら，すかさず歯周治療に入り，歯肉縁下歯石の除去を行います（図4-37～39）．

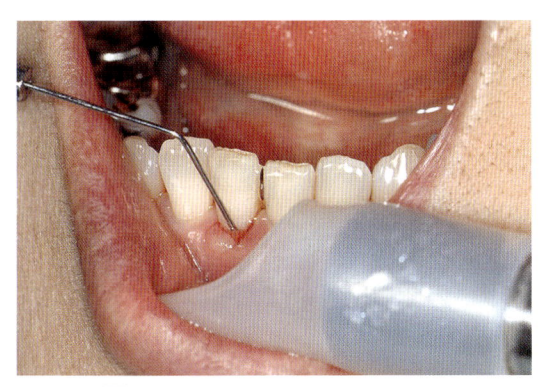

図4-34　53歳，女性，初診時．"歯肉が腫れて痛い"と来院．[1]唇側に腫脹が認められる

図4-35　[1]近心に深いポケットと歯肉縁下プラークが認められたため，歯周ポケットの洗浄を行う

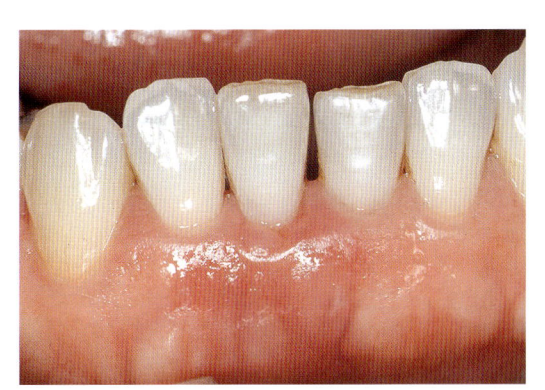

図4-36　初診から2週間後．歯肉の腫脹が軽減され，痛みもなくなってきた．PMTCを行い口腔内の環境を整えた後，歯周治療に入る

●PMTCの実際

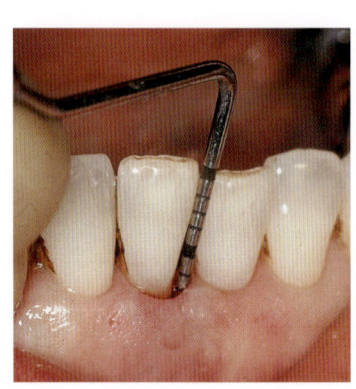

図4-37 プロービング時，1⃣近心に8mmのポケットが認められる．ポケット測定時には目盛りの読みやすいカラーコードプローブを使用している

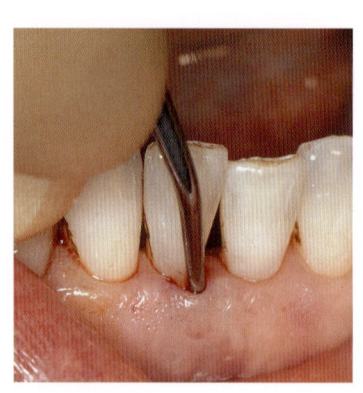

図4-38 縁下歯石の除去．ルートプレーニングを慎重に行う

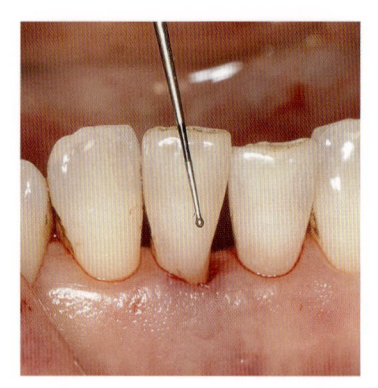

図4-39 ルートプレーニング後の残歯石や根面滑沢度のチェックには，WHO規格プローブを使用．先端がボール状でしなやかな形態になっている

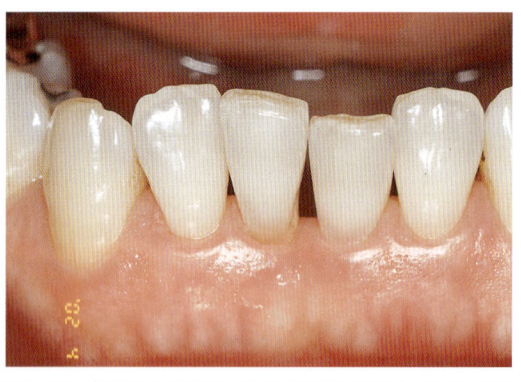

図4-40 初診から10年後．歯肉の状態は安定している．リコール時には，口腔内診査，ブラッシングのチェックとあわせてPMTCを行う

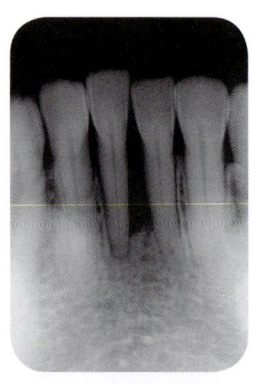

図4-41 初診時．1⃣1⃣近心の骨レベルがきわめて低い

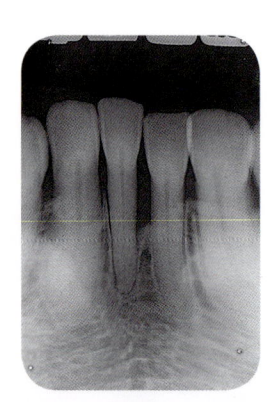

図4-42 初診から10年後．骨レベルは回復している

リコール時のPMTC

　安定した口腔内の状態を維持するためには，セルフケアと合わせてリコール時のPMTCは欠かせません（**図4-40〜42**）．また，体系づけた歯周治療になかなかすすめない炎症の度合いの強い患者さんでも，根気よく専門的なケアを続けて行います．頻繁な歯周ポケットの洗浄，ディプラーキング，術者磨きなど，患者さんの口腔内状態によって随時プログラムを組み立てていきます．ゆっくりではあっても，炎症が少しずつ軽減してくると，患者さんも痛みがとれて楽になり，その後の歯周治療へスムーズに移行することができます（**図4-43〜45**）．

　急性期に来院する患者さんの中には「痛いから仕方なく来た」，「痛みがとれたらもう来たくない」というように，歯科治療に前向きでなかったり，かなり進行した歯周病であっても他人ごとのように考えている方も少なくありません．このような場合は特に，情報提供とあわせてのPMTCが効果的です．

　「患者さんを細菌性のプラークから守る」という姿勢を示しながら，「私たちもお手伝いをして，できる限りのことをします」というメッセージをこめてPMTCを行います．

図4-43　62歳，女性，初診時．全顎にわたる歯肉の腫脹と痛みを訴えて来院．特に上顎前歯部の炎症の度合いが強い

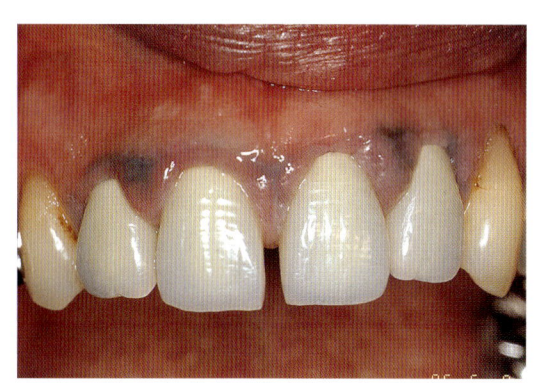

図4-44　初診から50日後．ポケット内洗浄やPMTCの効果で歯肉の炎症が軽減し歯周治療へスムーズに移行することができる

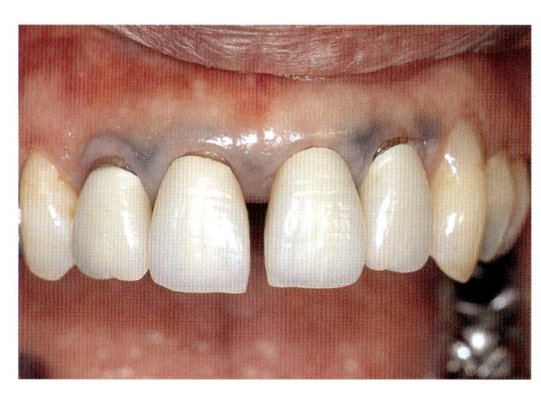

図4-45　初診から3年半後．歯周治療後リコール時にPMTCを繰り返すことによってセルフケアの状況もよくなり，歯肉の状態は安定している．歯周外科は行っていない

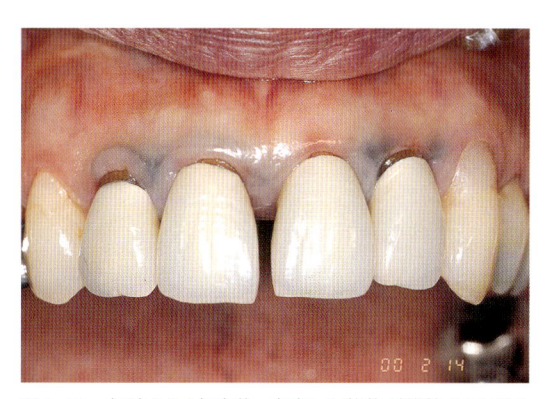

図4-46　初診から4年半後．安定した状態が維持されてくると，審美的欲求が出てきて"上の前歯をもっときれいにしてほしい"と申し出があった．1|1 の離開と歯肉退縮部の根露出が気になるらしい

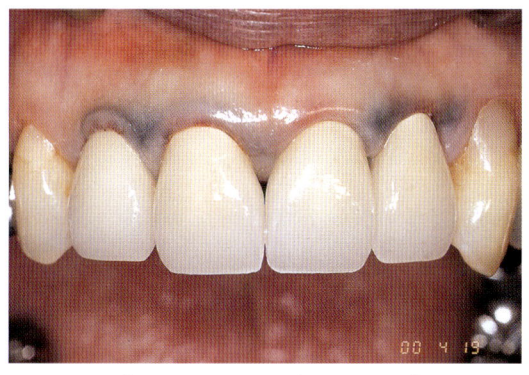

図4-47　21|12 補綴終了時．治療途中のテンポラリークラウンの脱離を心配してか，ブラッシングが少し甘くなっている．歯頸部に発赤が見られるがここですかさずPMTCを行う

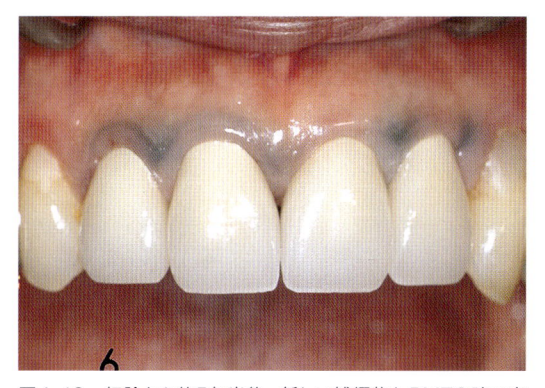

図4-48　初診から約5年半後．新しい補綴物とPMTC時の爽快感で，患者は満足している．歯肉の状態も安定している

もっときれいになりたい！

　定期検診の習慣がついてきた患者さんで，急性期のような痛みや腫れを経験しなくなった方の中には，新たに審美的な欲求が出てくる場合があります．「痛みをとってほしい」，「噛めるようになりたい」から「きれいにしてほしい」，「美しくしたい」へと，リコールごとに気持ちが変化していくのではないかと思われますが，PMTCは長期的な定期検診を続けていくための，ちょっとした潤滑油の役割を果たしてくれているようです（図4-46～48）．

● PMTCの実際

Point of view

PMTCの原点──ディプラーキング

　ディプラーキングとは「歯面や歯肉溝内のプラークを探針などのインスツルメントで取り除く行為」のことです．歯根表面に直接アプローチするルート・デブライドメントと比べ，比較的単純で簡単に行える処置ですが，これを確実に行うためには，やはり術者の力量が必要です．

　たとえば，うっすらと付着しているプラークは，軽くスーッとインスツルメントを動かしただけで取れることもあれば，思いのほか頑固で，ある程度強くこすり取らないと除去できない場合もあります．厚みがあって固そうに見えるプラークでも，意外にポロポロと取れることもあれば，べったりと付着していて繰り返しこすり取ってもべたつきが残ってしまうこともあります．

　歯周病の急性期などで痛みがある場合には，使用する器具や歯面への当て方にも工夫が必要です．プラークの厚みや付着状態が同じように見えても，歯面や歯周ポケットの状態，歯肉の感受性などが違うと，除去時の指の動きや力加減も違ってきます．しかも通常これらを効率よく行わなければなりません．

　思えば，ディプラーキングは私たちのPMTCの原点でもありました．このテクニックは現在もごく日常的な行為として，スケーリング，PMTCなどのスキルアップに大いに役立っています．

Keyword

ディプラーキング（deplaquing）
根表面上のプラークを除去する操作で，歯根表面の硬組織には基本的にアプローチしない．

ルートデブライドメント（root debridement）
歯周ポケット内に露出した歯石，その他の沈着物を機械的に除去する操作で，根面を滑沢にするという操作を意識したものではない．

【北川原　健ほか：歯肉縁下のプラークコントロール，デンタルハイジーン別冊，2002,20】

ディプラーキングのポイント

- う蝕予防を目的としたPMTCの前や，歯肉縁下の根面のデブライドメントの前に歯肉の消炎を目的として行う．
- 探針やキュレットなど先が細く彎曲したインスツルメントを注意深く使用する．
- エアスケーラーや超音波スケーラーのペリオチップなどを用いると，効率よく無理なく行える場合もある．
- 歯肉縁下に入り込んだプラークは，歯周ポケットの洗浄と合わせて行うと，より効果的である．

ディプラーキングによって得られる情報

- ブラッシングなどのセルフケアのレベル
- プラークの厚み，性質，付着状態
- 歯肉の感受性，炎症の程度
- 歯頸部う蝕，隣接面う蝕，歯肉縁下う蝕の有無
- 歯周ポケットの有無
- 歯面，根面のザラつきや滑沢度
- 歯肉縁上・縁下の歯石の有無

Point of view

歯周治療の戦略──ディプラーキングで外堀を埋める

　戦いには常に戦略が必要です．歯周治療は歯周病菌との戦いですから，当然そこには戦略がなくてはなりません．

　歯周初期治療というと，まずTBI，それからすぐにスケーリングというのが通法ですが，その前に当院では，できるだけ頻繁なディプラーキングとポケット内洗浄を行います．

　「城攻め」にたとえるなら，これは外堀を埋める行為のようなものです．大将（歯石）は本丸の奥深くに潜んでいます．そこに行き着くまでに，伏兵たち（病原性プラーク）をディプラーキングで一掃します．まず，外堀を埋めてから本丸に迫ろうというわけです．最後に切れ味鋭い刃物（キュレット）で大将の首をスパッと落とします（最近は大将は悪者ではないという議論もあるようですが，ここは戦争ですからキッパリ死んでもらいます）．

　「スケーリングは痛いから……」といつも麻酔をしている先生，歯石に迫る時期が少し早すぎるのかもしれません．ぜひその前にワンステップ，ディプラーキングを組み入れてみてください．反応がよい場合には，歯肉が見違えるようにひき締まってくるはずです．それにつれて，きっとかなりの深さまで痛みを与えないでスケーリングが行えるはずです．

　歯周病は患者さんと継続してかかわるスタンスが大切です．そのためには，PMTCの3原則（第3章 p.44）と同様に，「急がずに，できるだけ傷つけずに，そして願わくば痛くなく……」というのが成功の秘訣だと思います．歯周治療にディプラーキングを活用しない手はありません．

Book Review

心に残る言葉

パラダイム

　トマス・クーン（プリンストン大学物理学教授）は，「科学的な認識は，それがどんなに客観性を装おうとも，科学者集団の内部における価値観を反映している．したがってそれはあくまで集団的，共同的に獲得された相対的な認識である」と論じました．さらに，「科学者集団が共有している一連の概念装置や科学研究の規範」をパラダイムと称し，科学者の世界特有な性格を追及しようと試みました．

　この概念は，その後彼の意図を超えて，社会科学へ人々をいざなう大きな役割を果たしました．社会の価値観や枠組みの転換をパラダイムシフトなどといったりしますが，歯科医療が治療から予防へ大きく転換しようとしている現象も，一種のパラダイムシフトなのかもしれません．

【トマス・クーン著　中山　茂訳:科学革命の構造. みすず書房, 1971】

4 補綴物のメインテナンス

共通の認識と危機感を

補綴治療が終了すると、患者さんによっては「丈夫な歯が蘇った」というような錯覚を起こしてしまったり、「かぶせたのでもう安心……」とついホッとしてしまう場合があります。

図4-49,50は、補綴治療終了後、リスクが高いにもかかわらず定期検診のための来院がなかった患者さんです。補綴物の脱離が再来院のきっかけでしたが、1歯は保存不可能な状態になってしまっていて、やむをえず抜歯になってしまいました。このようなケースは、患者さんはもちろんですが、私たちにとっても大変残念なことです。治療終了時には、日頃のセルフケアの大切さと定期検診の必要性を改めて強調すべきでしょう。

患者さんに積極的な気持ちで来院していただくために、たとえば「自動車に車検があるように……」とか、「大切なものほど丁寧にお手入れしたくなりますよね」などと声をかけ、これから私たちとの"長いお付き合い"が始まることを繰り返し伝えるようにしています（図4-51, 52）。また、今後心配される二次う蝕、歯肉縁下う蝕の説明や、場合によっては、咬み合わせなど力のコントロールで気をつけていただきたい点についてもお話します。

どんなにピカピカで新しい補綴物が装着されたとしても「失った部分がもとに戻ったわけではない」、「だからこそ一層気をつけていきましょう」と伝え、患者さんと私たちが共通の認識と危機感をもつことが次の定期検診につながります。

補綴物のチェック

定期検診時には、口腔内診査、ブラッシングのチェックとあわせてPMTCを行います。特に患者さんの磨きにくい部位など、日頃のセルフケアでいき届かない部分は念入りに清掃します。

ブリッジの場合、スパチュラ型のエバチップをポンティック部下方からすべり込ませて

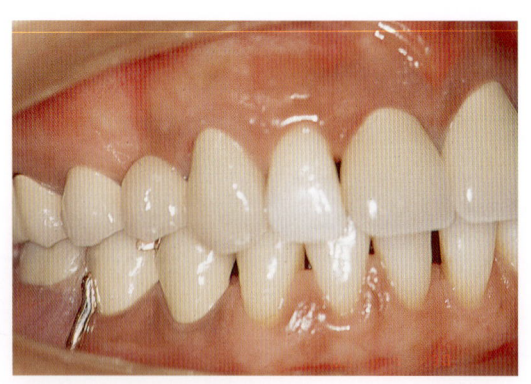

図4-49　47歳，女性．補綴治療終了時，患者は治療が終了したことで安心してしまい，再三の連絡にもかかわらずこの後定期検診のための来院はなかった

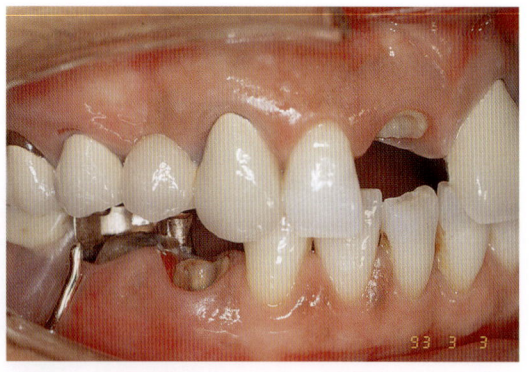

図4-50　補綴物装着から3年半後．補綴物の脱離がきっかけで来院．4̲は歯肉縁下う蝕が進行し，歯根破折もあって，抜歯になってしまった

磨くときれいになります（図4-53）．補綴物のマージン部は，二次う蝕，歯肉縁下う蝕予防のため，プロフィーカップの辺縁を押し当てながら，丹念に磨きます（図4-54）．フッ化物も歯頸部に沿ってインタースペースブラシでよくすり込みます（図4-55）．

患者さんに補綴物をできる限り長く快適に使っていただくために，定期検診でのPMTCは大変効果があります（図4-56）．

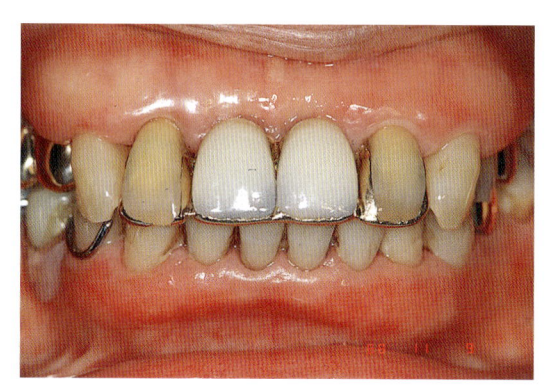

図4-51　61歳，女性，初診時

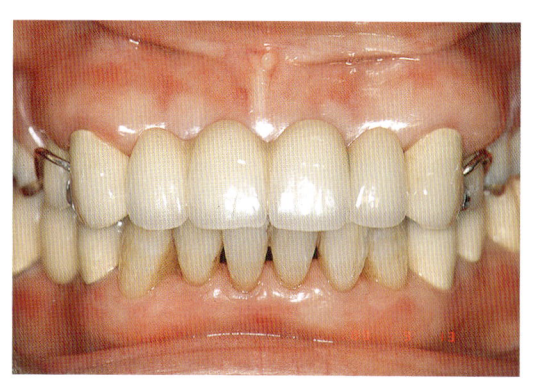

図4-52　補綴治療終了時．ここで，定期検診の必要性を繰り返し伝える．"長いお付き合い"の始まり

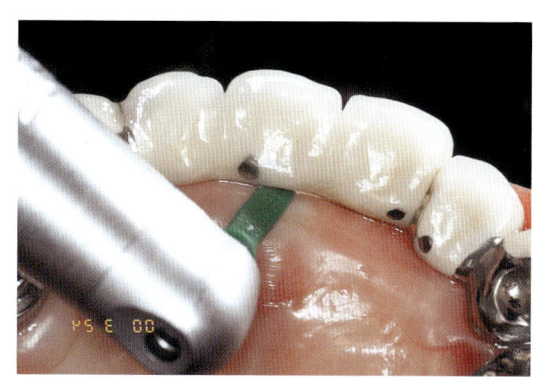

図4-53　リコール時のPMTC．ブリッジのポンティック下部に頑固なプラークが付着している場合は，スパチュラ型のエバチップをすべり込ませて念入りに清掃する

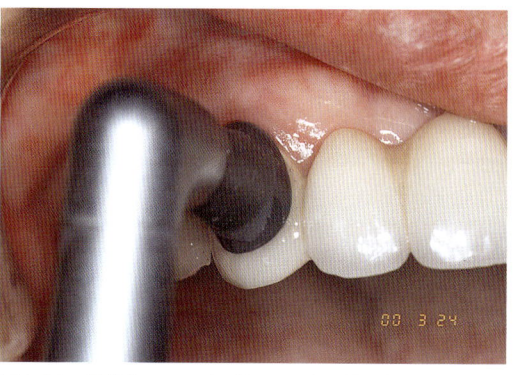

図4-54　補綴物のマージン部は，二次う蝕，歯肉縁下う蝕予防のため，プロフィーカップの辺縁を押し当てながら丹念に磨く（#1800または#1900を使用）

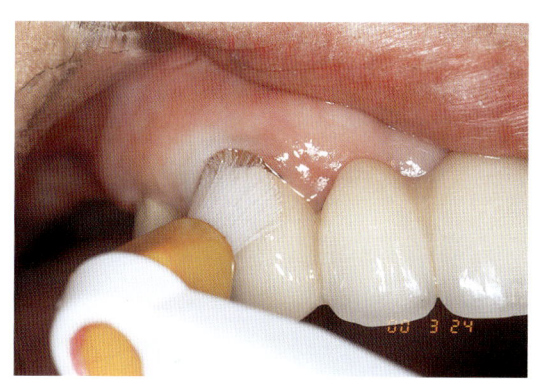

図4-55　フッ化物も歯頸部に沿ってインタースペースブラシでよくすり込む

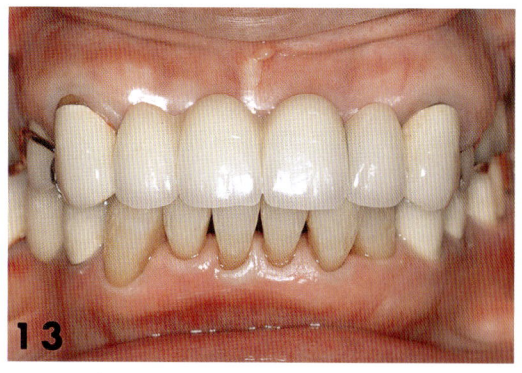

図4-56　補綴物装着から19年が経過した現在も，定期的にPMTCを続けている．口腔内の状態は安定している

4．補綴物のメインテナンス　**085**

● PMTCの実際

状況に応じた器具の使い分け

補綴物の種類やデザイン，歯肉の状態によって，器材を使い分け，効率よく行いましょう．狭い部位や細かい部分も工夫しだいで，きれいに清掃できます（図4-57～59）．

義歯を装着している患者さんでは，残存歯をクリーニングしている間，義歯の超音波洗浄を行います（図4-60,61）．チェアサイドで実際に磨いてみせ，自宅での清掃方法を指導しながら洗浄することもあります（図4-62～65）．取りはずし式の補綴物も，患者さんの口腔内の一部であることを常に意識して行うことが大切です．

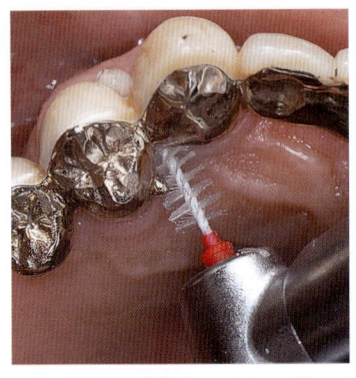

図4-57 PTC歯間ブラシによるブリッジ連結部の清掃・研磨

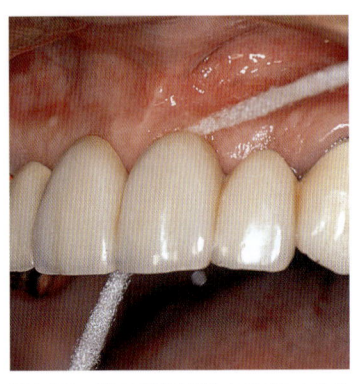

図4-58 狭くて器具が入りにくいような場合は，スーパーフロスやデンタルテープを用いる

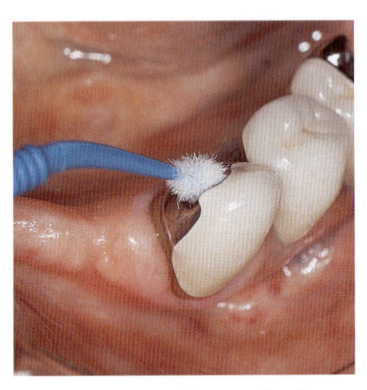

図4-59 歯冠補綴物レスト窩の細かい凹部は，マイクロブラシでキュッキュッとこすって清掃する

義歯の洗浄

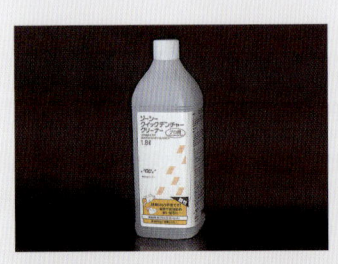

図4-60 クイックデンチャークリーナー（ジーシー）

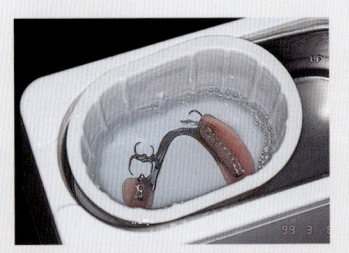

図4-61 クイックデンチャークリーナーによる義歯の超音波洗浄．残存歯をクリーニングしている間に行う

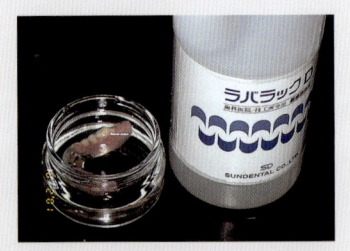

図4-62 ラバラックD（サンデンタル）

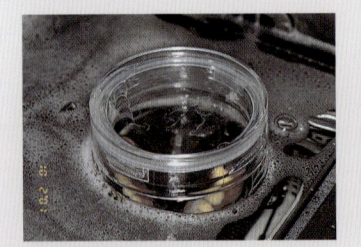

図4-63 ラバラックDによる義歯の超音波洗浄．専用容器に入れて行う

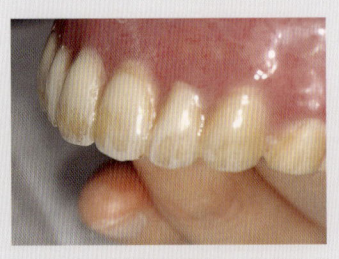

図4-64 洗浄前の義歯．人工歯や床の部分に頑固な着色が見られる

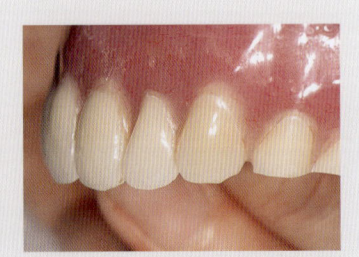

図4-65 ラバラックDで洗浄後の義歯

ポーセレンの色調はPMTCを行ってから決める

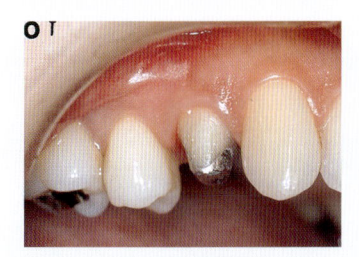

図4-66　4|の色調を決めるにあたって，少なくとも両隣在歯をあらかじめPMTCしておく

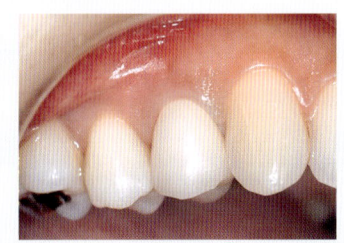

図4-67　テンポラリークラウンで形態を確認する

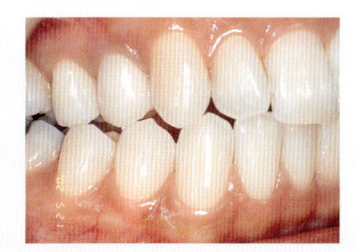

図4-68　ポーセレンクラウン装着後，調和のとれた審美性が得られた

メインテナンスを考慮した補綴設計

メインテナンスしやすい補綴設計の一つとして，支台歯にあらかじめメタルでコーピングしておく方法があります．支台歯を内冠で被い，その上からブリッジ（外冠）を仮着して長期観察します[3]．

表4-2　コーピング・クラウンによる術者可撤式ブリッジの特徴

- 可撤性であるため，支台歯の予後不良，ブリッジの不慮の破損など，術後のトラブルにすみやかに対応できる．
- ロングスパン・ブリッジにおいて仮着材が一部溶出しても，支台歯が内冠でコーピングされているため二次う蝕が防止できる．
- ブリッジ部分を取りはずせるので，メインテナンス時の歯周管理が容易になる．
- 支台歯の形成，印象後に，内冠のテーパーを歯の欠損形態により適宜調節することで，ブリッジの維持力を適切に調整できる．
- 外冠のマージンを歯肉縁上に設定するため，印象が採りやすい．
- コーヌスクローネなどと比較して，患者自身が取りはずした際の審美性や咬合の不安定さに対する心配がない．
- 仮着であることが，定期検診のための動機づけとなる．

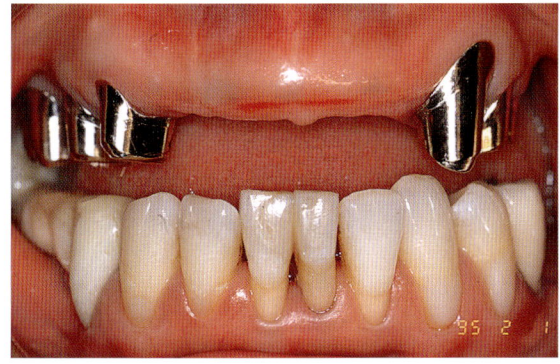

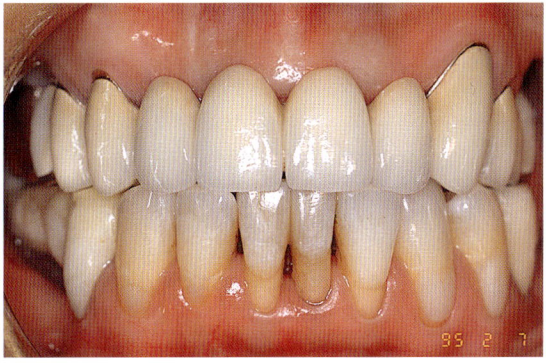

図4-69,70　45歳，女性，治療完了時．支台歯の予後を考慮して，コーピング・クラウンを用いたロングスパン・ブリッジで補綴．仮着して経過観察に移る．テーパーは，平均的におよそ7°を目安とするが，支台歯の数や強度，分布状態によって適宜調整する．ブリッジ製作時にはプロビジョナル・レストレーションで十分な経過観察を行い，歯周組織の治癒，咬合関係，審美性，クラウン・カントゥアなどを確認する．ポーセレン焼成時にはビスケット・トライを行い，咬合接触，アンテリア・ガイダンスの量，クラウン・カントゥアやエンブレンジャーの形態などをチェックした後，後鑞着で処理する．仮着材はハイボンドセメント（松風）のソフトを用いる．この時点から長いメインテナンスの旅が始まる

●PMTCの実際

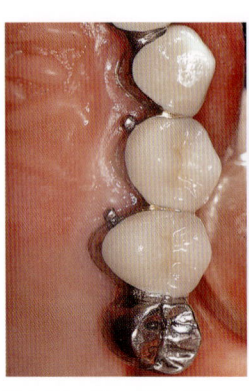

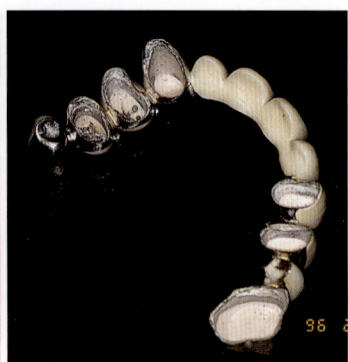

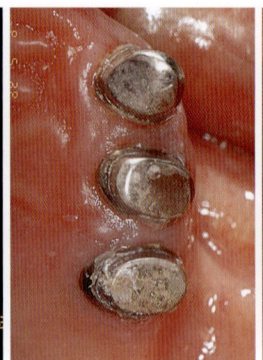

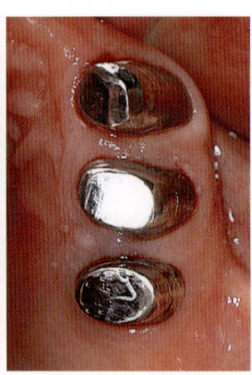

図4-71〜74　取りはずしのためのノブは，ブリッジの舌側または隣接部に複数個残しておく．リコール時にはブリッジをはずし，仮着材の溶出状況を確認する．コーピングの周囲を各種手用ブラシなどで丁寧にクリーニングする．根面のザラつき，歯石の有無を確認，必要な場合は除去する

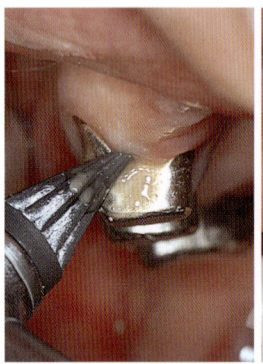

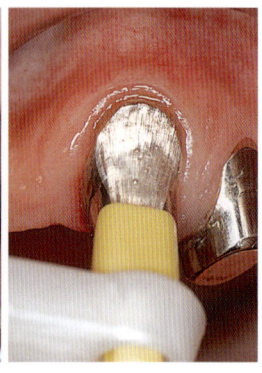

図4-75, 76　プロフィーカップ#1805による内冠周囲のPMTC．粒子の細かいペーストを使用する．マージン部には丹念にフッ化物を塗布する

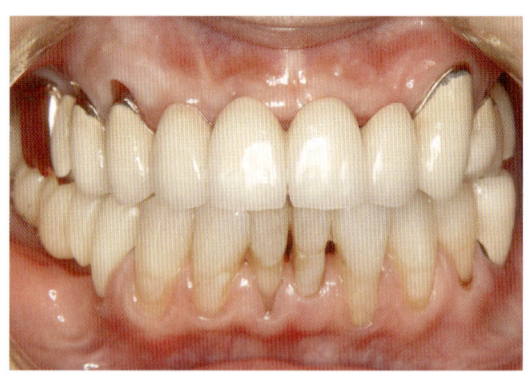

図4-77　初診から約12年後．18回目のリコール．メタルボンドのマージン部にチッピングが生じた以外は，大きなトラブルなく経過している

Book Review

心に残る言葉

もっとも賢い人は，自分が知らないということを知っている人だ

哲学者は「自分があまりものを知らない」ということを知っている．だからこそ，哲学者は本当の認識を手に入れようと，いつも心がけている．ソクラテスがみずからの死を賭して語った哲学の原点．歯科医療にももちろんあてはまります．

【ヨースタン・ゴルデル：ソフィーの世界．日本放送出版協会，東京，1995
プラトン：ソクラテスの弁明．岩波文庫，東京，1927】

矯正治療中や幼若永久歯のPMTC

▌矯正治療中のPMTC

矯正治療中は，歯面に装着されたさまざまな装置によって口腔内はとても複雑な状態になっています．ブラケット周辺やワイヤーなどの隙間に食渣やプラークが残留しやすいうえに，患者さんによっては唾液の減少を伴うケースもあり"リスクの高い口腔内環境"としてとらえなければなりません．

患者さんには，「せっかく歯並びをきれいにするのだから，むし歯にしてしまっては残念ですよね」と声をかけたり，「ブラッシングに時間がかかって大変ですが，頑張りましょう」と励ましながら指導を行うのですが，セルフケアのレベルアップがなかなか難しい場合もあります．そうした方では，矯正治療中に歯面の脱灰が進んでしまったり，治療終了後，う蝕が発見されたというケースも少なくありません（図4-78,79）．

特に，若年の患者さんでは，歯科疾患に対する危機感や意識が低い場合が多く，おやつや食事，生活習慣の見直しなど，保護者の理解と協力も必要です．

矯正治療中は，装置が入ることで一時的に口腔内環境が複雑になるので，患者さん自身のブラッシングのみに頼るのではなく，私たちが積極的にPMTCを行う必要があると感じています．

具体的には，ブラケットやバンド周辺の細かい凹凸部のプラークを，プロフィーカップ＃1805を用いて丹念に清掃します（図4-80,81）．補助ブラシなどであらかじめ軽く磨いてから始めると，効率よく行えます．ホワイトナイロン製のプロフィーブラシ＃212も，装置周辺やワイヤー下の狭い部分によくフィットするので便利です（図4-82）．

さらに狭い部分には，コントラ用PTC歯間ブラシを用いてもよいでしょう．毛先が歯面に触れるくらいに軽く当て，低速で回転させて使用します（図4-83）．隣接面の清掃は，空隙の状態によってエバチップを使い分けますが，特に薄いスパチュラ型のエバチップは応用しやすいので，よく使用します（図4-84）．

矯正治療中に歯肉の炎症が見られる場合には，歯肉溝や仮性ポケット内の洗浄やディプラーキングとあわせて少しずつPMTCを行うようにしています（図4-85）．

▌矯正治療後のPMTC

矯正治療終了後のメインテナンスも大切です．治療後，歯面の脱灰やそれに続く歯頸部の初期う蝕が生じている場合は，特に念入りなPMTCと頻繁なフッ化物塗布を行います（図4-88〜90）．

この場合のクリーニングでは，エナメル質の再石灰化を阻害しないよう，もっとも粒子の細かいペーストを用います．脱灰が著しい部位には，0.4％フッ化第一スズ含有ジェルを，プロフィーカップ＃1805に直接取って使用します．カップ側面と先端を歯面に沿わせながらソフトタッチで行い，その後フッ化物を丹念に塗布します（図4-92,93）．

前述しましたが，プロフィーカップやエバチッ

● P M T C の実際

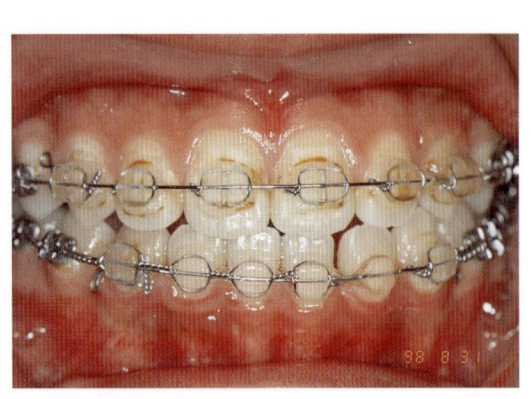

図4-78 12歳，女性．矯正治療中にブラケット周辺にエナメル質の脱灰が生じてしまった

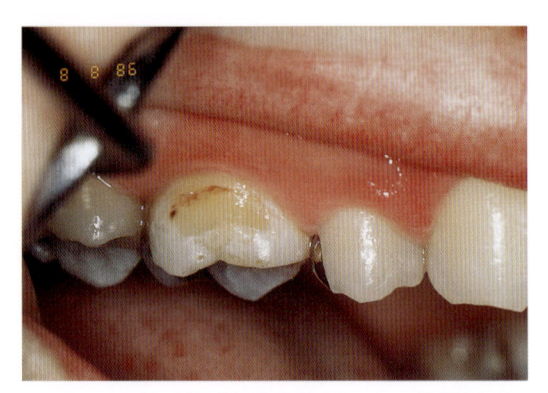

図4-79 16歳，男性．矯正治療終了後，バンド装置除去時にう蝕が発見された・矯正治療中のPMTC

矯正治療中のPMTC

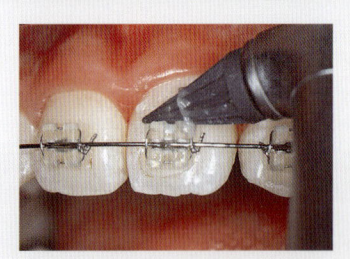

図4-80 ブラケット周囲のPMTC．プロフィーカップ#1805の先端部分を利用して凹凸部を丹念に磨く

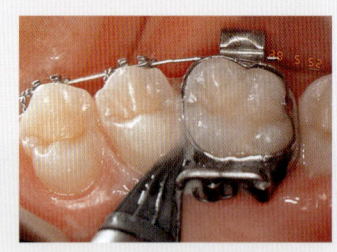

図4-81 バンド周囲のPMTC．セルフケアがしにくい部分なので，歯肉の炎症もチェックしながら念入りに行う

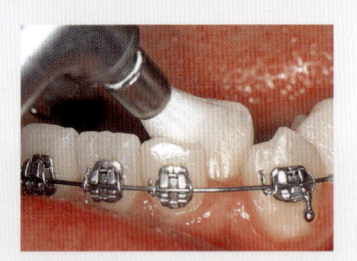

図4-82 プロフィーブラシ#212で装置周辺やワイヤー下の狭い部分を清掃する

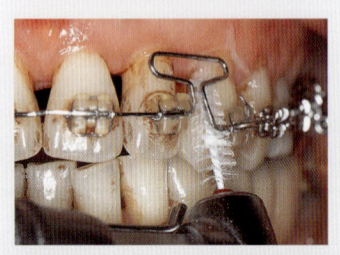

図4-83 非常に狭い部分はコントラ用PTC歯間ブラシ（ジーシー）を用いて清掃する

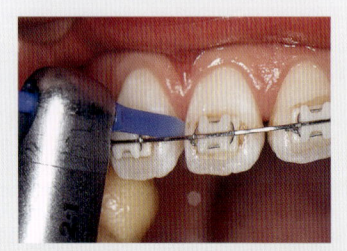

図4-84 スパチュラ型のエバチップで，歯間部や歯面のざらつきを清掃・研磨する

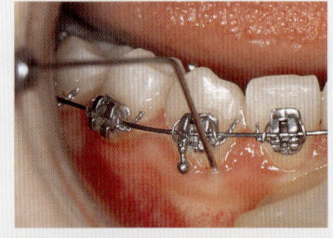

図4-85 仮性ポケット内の洗浄．歯肉の炎症が見られる場合は，ディプラーキングなどとあわせて少しずつPMTCを行う

プなどPMTCツールを歯面に当てるときの力の入れ具合やタッチは，それぞれのケースによって当然違ってきます．自分の指先のように，PMTCツールを使いこなせるようにしましょう．

■ 幼若永久歯のPMTC

以上の方法は，幼若永久歯のPMTCにおいても応用することができます．萌出途上の6歳臼歯の場合（図4-86），プロフィーカップ#1805の先端でフッ化物入りジェルをすり込むように小窩裂溝を磨きます（図4-87）．先端はもちろんカップ全体が軟らかいので，小児にも無理なく使用できるのも利点です．

う蝕感受性の高い小児で永久歯萌出途中

に歯面の脱灰が生じてしまった場合にも，同様の手法でPMTCを行い，頻繁にフッ化物を塗布します．このようなケースでは，フッ化物入りジェルをすり込んだあと，さらにフロアーゲルを用いるとより効果的です．

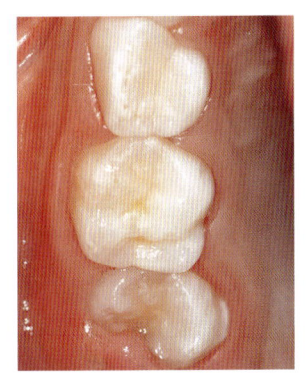

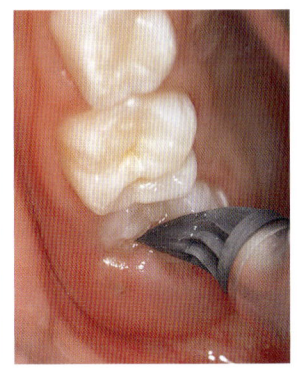

図4-86　萌出途上の 6｜．遠心部分がまだ歯肉の中にかくれている

図4-87　プロフィーカップ#1805の先端でフッ化物入りジェルをすり込むように小窩裂溝を清掃する

矯正治療後のPMTC

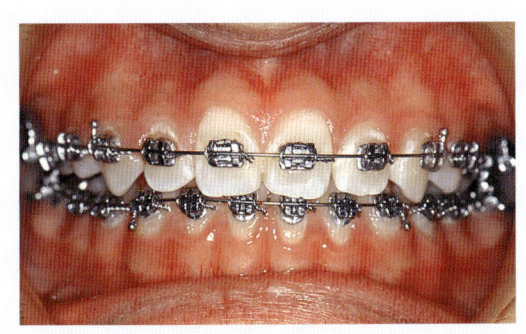

図4-88　13歳，女性，矯正治療中

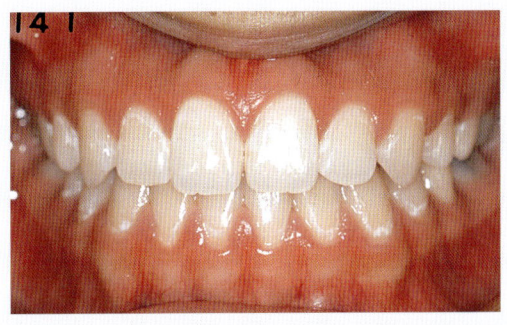

図4-89　矯正治療後，歯頸部に広範囲な脱灰が生じた

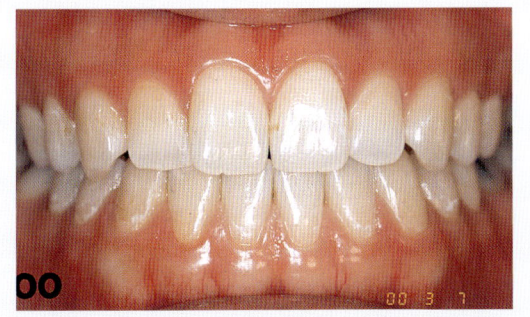

図4-90　矯正治療終了後6年経過時．定期的なPMTCと頻繁なフッ化物塗布により，歯頸部には徐々に再石灰化の傾向が見られる

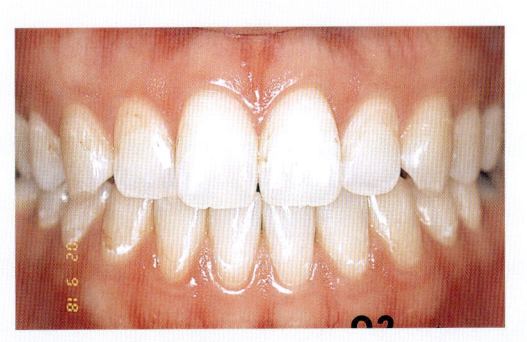

図4-91　さらに2年経過時

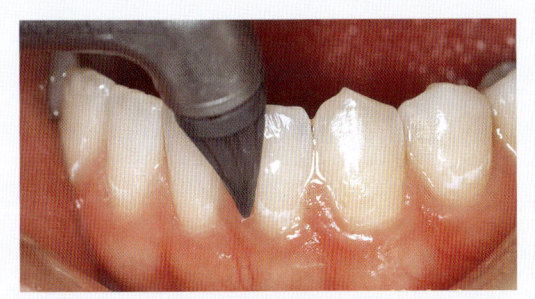

図4-92　カップ側面と先端を歯面に沿わせながらソフトタッチで行う

図4-93　PMTC後にはフッ化物を丹念に塗布する

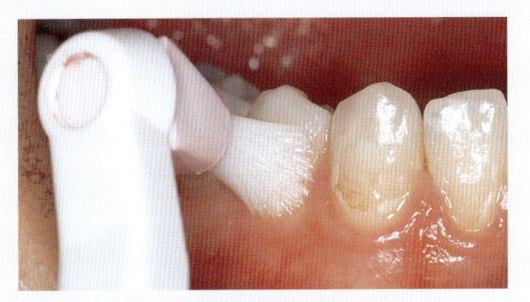

5．矯正治療中や幼若永久歯のPMTC

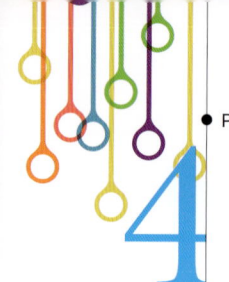

有病者・障害者の口腔ケア

POC (Professional Oral Care)

　歯科治療を目的として診療室を訪れる患者さんの中には，さまざまな全身疾患を抱えている人も多く見受けられます．その口腔をよく見てみると，薬の副作用などにより極度に乾燥していたり，ひどく荒れていたりします．

　日常の診療においてはそれが主訴になるケースは少ないのですが，私たちは歯科臨床を通してそのシグナルを見すごさず，さまざまな口腔ケアの手法を駆使してこの目立たない患者さんたちを救う責任があります．怪我をした病人に，自分で傷口を消毒させる医者はいないように，私たちもまず病気のみなもとである細菌をやさしく拭い取り，歯面や粘膜をそっと洗ってあげましょう．それはプロとして弱者によりそう行為であり，決して患者さんに媚びることではありません．

　何度も問診してみると，重度なう蝕・歯周病治療の原因が，粘膜の不具合にかかわる場合も少なくありません．つまり，歯科に来院する患者さんのうちの何割かは，口腔粘膜も含めたプロによるケア（Professional Oral Care）を必要としていると思われます．

口腔粘膜のケア

　重度の糖尿病患者の粘膜に時折見られる大きな潰瘍や舌苔，口腔乾燥症患者特有の粘膜のびらん，難治性の扁平苔癬などには，ディプラーキング，術者磨き，PMTCとあわせて口腔粘膜のケアを行います．

　ケアの主な目的は，蓄積した細菌をできる限り取り除くことですが，ときにはこれが原因で起こる種々の疼痛に対する緩和処置も含まれます．

　細菌を除去する方法としては，まずできるだけ頻繁な口腔内洗浄を行います．洗浄液はPMTCで使用している精製水または，各種洗口液，含嗽剤を希釈したものを用い，これにより洗浄効果だけでなく，洗浄後の爽快感も期待します．

　舌や頬粘膜に付着している細菌は，小さく折りたたんだガーゼや大きめな綿球を洗浄液につけて丹念に除去します．歯肉，頬粘膜，舌などにびらんや潰瘍を認める場合には，含嗽剤を含ませたワッテなどをそっと押しつける要領で洗浄します．舌苔は軟らかいスポンジや小折りガーゼで注意深くこすり取ります．

　いずれの場合にも，強い薬液や過度の刺激などで粘膜を傷めないように気をつけましょう．粘膜の状況によっては，ヒアルロン酸含有の保湿剤や副腎皮質ホルモンの軟膏が有効な場合があります．カンジダなどの真菌類の感染が疑われる場合は，抗真菌剤入りのシロップによる含嗽も効果的です．歯面およびポケット内の細菌は，先端の細い各種器具や低出力の超音波スケーラーなどでディプラーキングし，その後前述の洗浄液で丹念なイリゲーションを行います．

　以上のほかに，特に口腔や咽頭の粘膜が荒れて疼痛を伴っている場合などには，粘膜保護の目的で各種粘膜保護剤を用います．粘膜保護剤は荒れた粘膜が原因で義歯に擦過傷がたえない場合などにも効果的です．

口腔ケア──さまざまな場面──

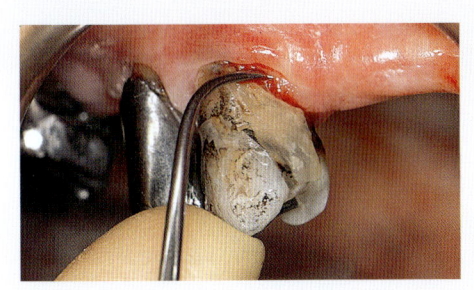

図4-94　ディプラーキングその1．探針などの先端が彎曲した細い器具を用いて，歯頸部や歯面，および歯周ポケット内の細菌性プラークをこすり取る

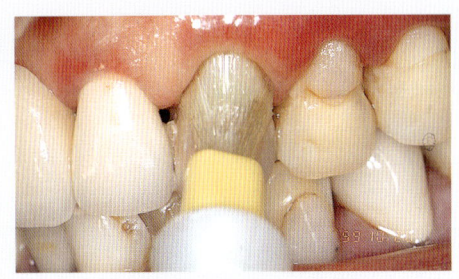

図4-95　術者磨き．口腔乾燥症などで歯肉に痛みがある場合には，軟らかいポケットクリーナー（エイコー）などを用いて丹念にプラークを取り除く

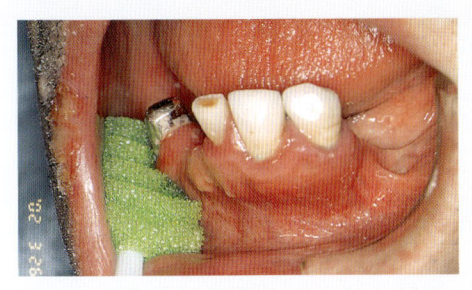

図4-96　粘膜の清拭．粘膜にうっ血やびらんが生じている場合は，トゥースエッテやトゥースエッテプラス（井上アタッチメント）で粘膜をそっと清拭する．ぬるま湯に洗口液や含嗽剤をうすめたものを洗浄液として用いる

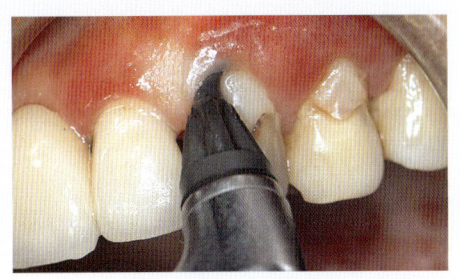

図4-97　PMTC．機械的な清掃を行う場合は，プロフィーカップを歯頸部や隣接面にソフトタッチで用いる．ペーストは粒子の細かいものを使用する

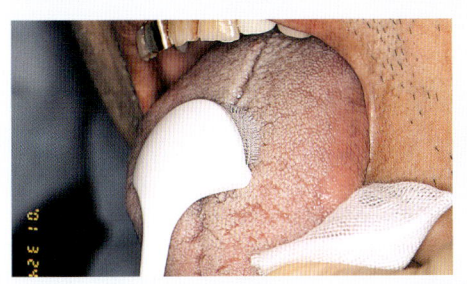

図4-98　舌の清拭．舌ブラシ（ジーシー）を用いて舌苔をこすり取る．舌に痛みがある場合は軟らかいトゥースエッテやガーゼなどを用いて行う

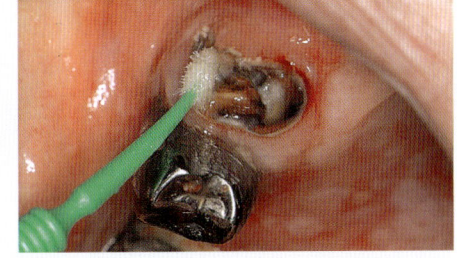

図4-99　ディプラーキングその2．全身疾患などの理由ですぐに抜歯できないような場合，残根に入り込んだプラークをマイクロブラシの先端を用いてかき出す．このような場合でも，できる限り細菌のレベルを下げることを心がける

▎口腔乾燥症（ドライマウス）

　口腔乾燥症というと，全身疾患をもった主に高齢者の重症な病態を連想しがちですが，日々歯科医院を訪れる患者さんの中にも，それに対する口腔ケアを必要としている人はたくさんいます．

　状況は，こちらに指摘されて「ああそういえば……」といった軽度のものから，唾液がほとんどでない重症者までさまざまです．総じて生活の質は低下していて，人生が終わったよ うな"干上がった"という感覚を伴う場合もあります．その多くは，身体が乾いているのみならず，心の中まで乾いているものと思われます．そうした方々には，専門の医療だけでなく，慰めや理解や共感も必要です．

　そのような患者さんに口腔ケアを通して接していると，長年の悩みを理解してくれる医療担当者にようやく巡り会えた安堵感からか，話を聞くだけで大きな信頼を寄せてくれる場合もあります．

●PMTCの実際

表4-3 口腔乾燥に関連する一般的症状

口腔領域		全身	
唾液	量の減少,泡立ち,粘つき,牽糸性の増加	喉	乾燥,しわがれ声,持続性の乾いた咳,ヒリヒリ感,ひっつき感
口唇	乾燥,ひび割れ,口角炎,口角びらん	鼻	乾燥,頻繁な痂皮の形成,嗅覚減退
舌	灼熱感(舌熱感),疼痛(舌痛感),赤い平らな舌(舌が乾燥し,舌の表面にある舌乳頭が萎縮して見られなくなった状態)	目	乾燥,灼熱感,痒み,砂が入ったような感覚,瞼が互いに張りついたような感覚,かすみ目,涙目,光感受性
歯	多発性う蝕,根面う蝕,二次う蝕,食渣の停滞,口紅が歯についてしまう	肌	乾燥,蝶型紅斑,血管炎
頰	乾燥	関節	関節炎,疼痛,腫脹,硬直
唾液腺	腫脹,疼痛	消化管	便秘症
口腔	口渇,頻繁な水の摂取,食事中につねに傍らに水をおいている	膣	乾燥,灼熱感,痒み,再発性真菌感染,性交不快症
咀嚼	乾燥食品を食べるのが困難,義歯による擦過傷	全身	倦怠感,虚弱,全身性の疼痛,体重減少,精神衰弱,うつ症状
嚥下	困難(嚥下障害)		
発音	困難(発音障害)		
味覚	困難(味覚障害)		

(文献4, 5, http://www.ss-info.net/yougo/htm/yougo_idx.htmlを参考に作成)

表4-4 口腔乾燥症の口腔ケアと使用器材・薬剤

	応答群 (唾液腺の機能が残っている場合) 唾液分泌促進に留意	非応答群 (唾液腺の機能がほとんど残っていない場合) 口腔湿潤に留意
口腔の湿潤さを高める方法	●食事を何回かに分けてとる ●繊維性の食品を多くとる ●シュガーレスガムを嚙む ●シュガーレスタブレットをなめる ●果物,酸味のある食品の摂取 ●唾液分泌促進剤(フェルビテン:日本新薬,麦門冬湯:ツムラなど)の投与	●頻繁に水(お茶)を飲む ●ときどき水やお茶を口腔内にスプレーする ●刺激性の食物を避ける ●部屋が乾燥しないようにする ●人口唾液(サリベート:テイジン)の投与
	●外出時のマスクの着用 ●口呼吸の改善 ●口腔機能のリハビリテーション	
	セルフケア	プロケア
口腔内細菌を減少させる方法	●ブラッシングの励行 ●うがいを頻繁に行う	●頻繁な口腔内洗浄 ●定期的なPMTC ●舌苔は小さく折りたたんだガーゼや大きめの綿球で丹念に除去,軟らかいスポンジ(トゥースエッテ:トータルメディカルサプライなど)も有効 ●先端の細い各種器具で歯の周囲のプラークを除去(ディプラーキング) ●超音波スケーラー(ピエゾンマスター400:松風など)によるポケット・イリゲーション ●各種含嗽剤(ガムCHX:サンスター,コンクール:ウエルテック)の選択と投与 ●カンジダなどの真菌の感染が疑われる場合は,抗菌剤入りシロップ(ファンギゾン:ブリストル製薬)による口腔清拭または処方
口腔粘膜を保護する方法	●副腎皮質ホルモン含有の軟膏(アフタゾロン:昭和薬化,ケナログ:ブリストル製薬)の使用 ●粘膜保護剤,粘膜保湿剤(絹水:生化学工業,オーラルウェット:ヨシダ,オーラルバランス:グラクソ・スミスクライン)の使用	

(文献4, 6を参考に,加筆して作成)

表4-5 口腔乾燥症の診査時に特に留意すべき点

- 唾液の量, 性状
- 多発性う蝕
- 義歯の不適合, 咬合不全などによる咀嚼障害
- 常用薬(降圧剤, 精神安定剤, 坑うつ剤, 利尿剤, 花粉症治療薬など)
- 仕事, 家庭などのストレス
- 生活の乱れ
- 頻繁な清涼飲料水の摂取(特に夏期)
- ぜん息治療用のシロップ, のど飴(特に冬期)
- 喫煙
- 口呼吸
- 更年期障害

Column

削るばかりが能じゃない

　恥ずかしながら告白しますが, その昔は,「補綴物がもたないのは, 適合が甘いから」と信じきっていました.「うまい補綴物は壊れない」, 確か大学でもそう教わったような気がします. 人一倍, 形成や印象の勉強を続けた自負もあって, 適合に関しては自信がありましたから, その後もしばらくの間,「自分の補綴が壊れるのは患者さんの不養生のせい」と高をくくっていましたし, ケアやメインテナンスなどは気にも留めませんでした. 若気の至り, 全くノー天気な話です.

　そしていま, 縁あって母校の研修医たちに臨床実習を指導する身になって, 一番戸惑うのは, いまもなお教育は治療, 治療の連続だということです. もしかしたらいまでも多くの学生たちは, 補綴物がもたないのは「適合が甘いから」と信じているかもしれません.

　歯周病についても, たとえば急性発作でつらそうな患者さんが来院しても, まず診査, 投薬, ブラッシング指導……. 病気のみなもとであるプラークをやさしく拭い取り, ポケットをそっと洗ってあげる者はいません. ケアのための器材すらないのです. つまり大学というところは, あくまで診断や治療を教育する機関であって, 歯科医師たちはそれに慣れきって臨床の場に踏み出していくのです.

　医学の世界では, たとえケア的な行為によって数年にわたって病状が安定していても, それだけでは何も評価されません. ケアは明らかに医学を必要としない人や, 医学に見放された人を扱う一ランク下の領域であり, たとえ一瞬であっても医師の大いなる力?で"病気が治る"ことこそが重要なのです. 医師が何か手をくだすことで, 一時的にせよ病気が治癒の兆しを示せば, それで大満足なのです.

　そこには, 患者さんを見守る, 患者さんを支えながら長期的にお世話するという視点が決定的に欠如しています.

　かつてナイチンゲールが崇高な看護の精神を世に問うたように, いま歯科の世界でも, 誰かがケアのすばらしき可能性について声を上げなければなりません. そして, それが医学の世界に着実に根を下ろすためには,「ケアによって一人ひとりのリスクに確実に対応できる」という臨床家の実績がぜひとも必要です. それは, かつて華やかに誌上をにぎわしたような修復技術のオンパレードとは全く異質の, 地道な臨床の蓄積から始まるのです.

●PMTCの実際

Column

ナイチンゲールの心

　「たとえ医学が高度に進歩していても，看護がそうでない国においては，人々の健康状態はその国の医学の水準を反映していない」．これはWHOの第1回看護専門委員会の報告書（1950年2月）にある言葉です．つまり医療において，「医学」（あるいは治療）と看護は表裏一体ということなのでしょう．

　ところが，現在の歯科医療においては，どうしても治療技術のほうに目がいってしまい，看護という視点で患者さんをみるということはほとんどないというのが現状です．その結果，治療のレールに乗れない，かといって予防の域はすでに越えているという，いわゆる手遅れの患者さんは，どこかでするりと抜け落ちてしまっているような気がしてなりません．

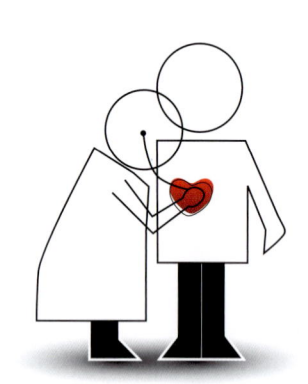

　歯科における手遅れとは"Hopeless"すなわち"抜歯"を意味しています．抜いてしまっても生命にかかわるわけではないし，ある程度の機能回復は可能ですから「そんなに大袈裟に考えることはない」という意見もあるかもしれません．患者さん側も同じように納得していれば話は簡単なのですが，実際の臨床において，そうはいかないことがなんと多いことか……私たち歯科医療者にとっては"こんな歯"でも，患者さんにとっては"まだ使える歯"である場合があるのです．

　痛みや悩みをもって来院するのは歯や歯肉でなく，「人」である患者さんです．だからこそ，私たちは病んでいる「人」に目を向けなければならないと思うのです．

　"治療"が患者さんのもっている病気（疾患）に対する行為であるとしたら，"看護"は病気をもっている人（患者さん）が対象です．「歯科医療における看護」とは聞き慣れない言葉ですが，私たち歯科衛生士が，PMTCを通して洗ったり磨いたりすることは，ナーシングスピリットに通ずるものがあるといつも思っています．

　近代看護術の始祖といわれるナイチンゲールは，その著書「看護覚え書」のなかで，「看護とは，生命力の消耗を最小にするよう生活過程を整えること」と定義したうえで，具体的には，「患者さんの外因[*1]によって毒されたり，内因[*2]によって衰えたりする過程において，身体的，精神的苦痛が最小になるようお世話をすることが大切だ」と説いています[*3]．

　病んだ人を目の前にしたとき，よくなっていただきたいというやさしくあたたかな思いやりに満ちた願いを本質として示しているこの精神こそ，私たち歯科衛生士があらためて見つめ直さなければならないことだと思います．

(Hatano)

*1　外因を除く行為…TBI，スケーリング，ルートプレーニング，ポケット内洗浄，PMTCなど
*2　内因を癒やす行為…生活習慣，宿主の感受性，組織応答などのリスクファクターを考え，患者さんを助け，お世話をすること
*3　"看護"は，疾病にまつわる内因と外因を分析し，それに対して適切な技術と援助を施すという科学性にも裏づけられている

Close up

包括医療とドベネックの要素樽

「植物の生育は，関係する種々の要因の中で供給割合のもっとも少ない因子（制限因子）に支配される」という植物栄養学の原則があります．このことを説明するときによく「ドベネックの要素樽」という図が用いられます．この図では，植物の生育は樽の中の水の量，各肥料成分は樽を構成する板で表されています．どの板が短くても水はそこから流れ出てしまい，植物はうまく育つことができません．

包括医療を考えるとき，このドベネックの樽の図がとても参考になります．

一般的な包括歯科医療の考え方においては，すべての治療がある一定の水準になければ，一口腔単位で高いレベルの治療が成功しないとされています（Interdisciplinary Approach in Dentistry）．この場合，樽の板は補綴治療，歯周治療など各領域の治療行為を表すことになります．一方，板のそれぞれを予防，治療，管理というもっと広い領域にたとえれば，そのいずれかが低いレベルであれば，長期的にはそこから水が流れでてしまうということになります．

前者のたとえで「ドベネックの樽」を理解する人たちはたくさんおられると思いますが，後者の意味で包括医療を理解されている先生はまだ少ないのではないでしょうか．

「キュアからケア」へとよくいわれますが，「キュア」も「ケア」も同等にバランスがとれていてこそ臨床が一層充実するという考えも，この樽の絵から読み取ることができます．

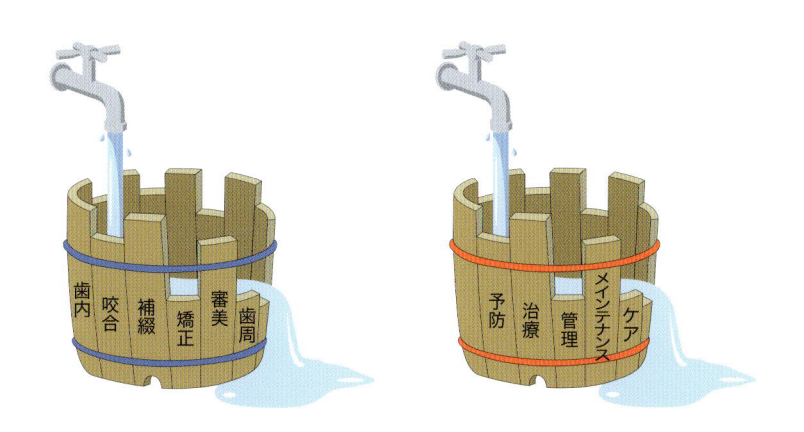

Book Review

心に残る言葉

ただいまの一念——吉田兼好

「ただいまの一念，空しく過ぐる事を惜しむべし」徒然草（第百八段）．一念とは一瞬間の意．「いまという一瞬に存在すべてを凝縮して生きる」ということ．兼好の死生観から発せられた言葉ですが，ときどき思いだしては自分を戒めています．

【立川昭二：日本人の死生観，筑摩書房，東京，1998】

PMTC
Q & A

5

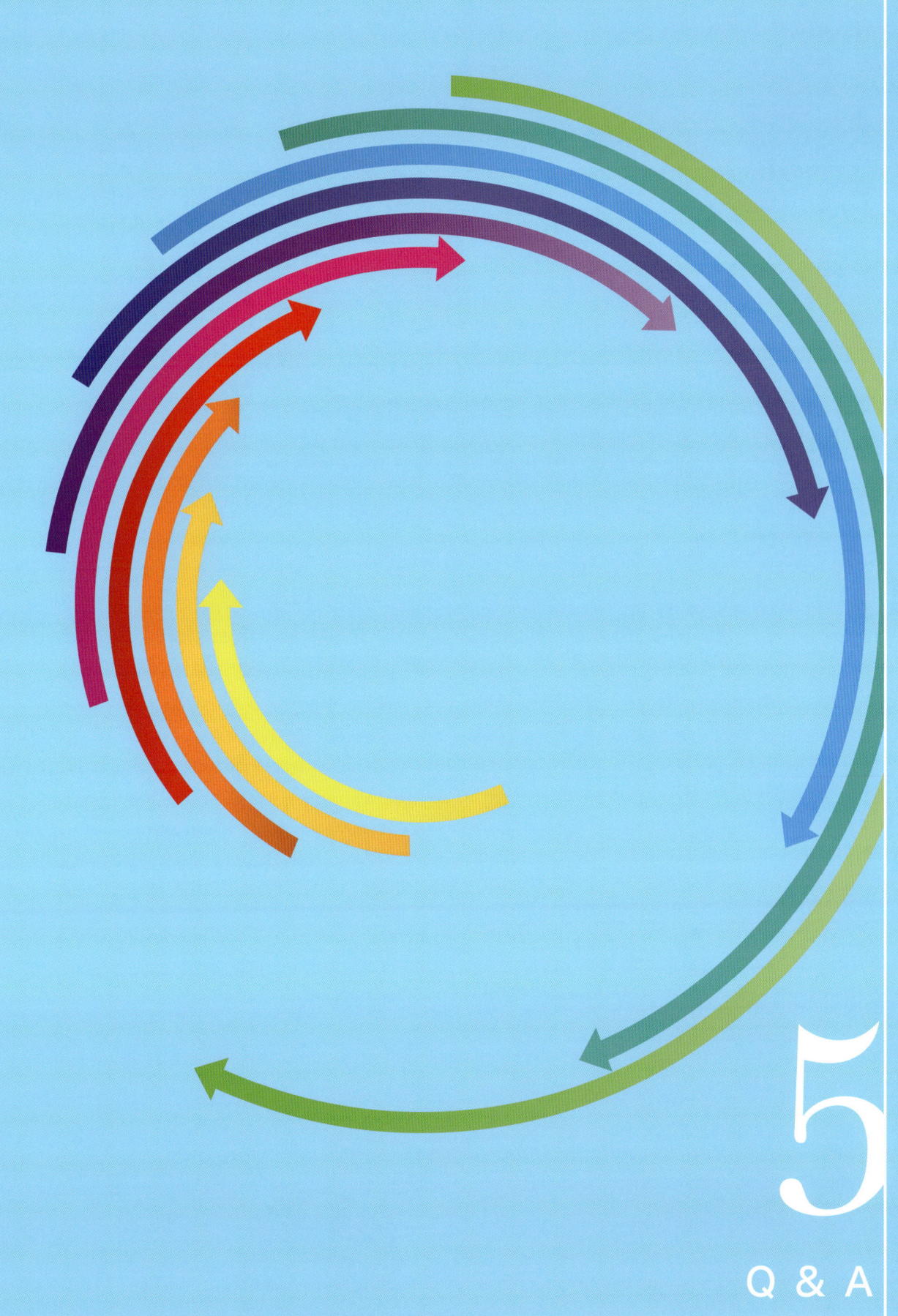

Q & A

内山 茂

PMTC Q&A

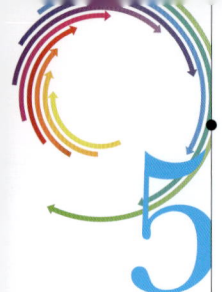

歯科医師，歯科衛生士の方からいただいた質問を第5章にまとめてみました．本文内容とやや重複するところもありますが，日常の診療に行き詰まったときなどにお読みいただければ幸いです．

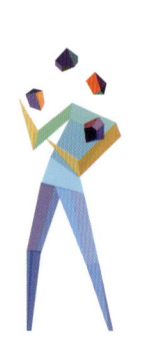

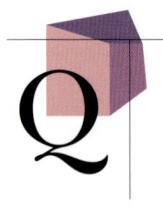

Q PMTCやSRPなどを効率よく行う秘訣を教えてください．
また，SPTの所要時間はどのくらいを目安にしたらいいですか？

A 抜去歯などを用いて各テクニックに習熟することはもちろんですが，いま自分が処置をしているのが歯肉縁上なのか縁下なのか，歯面なのか根面なのか，歯周病ケアなのか粘膜ケアなのかなどを常に意識することが大切です．

さらに，ターゲットが着色か，歯石か，バイオフィルムかによって，使う製剤やツールが変わってきますから，そのときどきによって必要最小限の処置を心がけるようにします．誰に対しても同じような流れで処置をしてしまうと，効率が低下するだけでなく，思わぬオーバーインスツルメンテーションの原因にもなりかねません．

慣れないうちは，表5-1に記したような項目を意識しながら，患者さん一人ひとりの状態に合わせて処置する習慣をつけてみてください．しばらくすると，格段に効率がよくなるとともに成果が上がってくることに気づくはずです．

なお，PMTCやSRPなどの原則は「速くて一人前，やさしくて一流」です．どのような処置であっても，終了後に患者さんから「痛くなかった，気持ちよかった」という言葉がいただけるように（歯肉や歯面，根面を必要以上に傷つけないように），より一層研鑽してください．

SPTに要する時間に関しては，歯科衛生士の力量にもよりますが，患者さんとの会話，資料整理の時間なども含めて1人1時間を目安としてください．習熟度が増すにつれてその日に行うべきことが明確になり，さらに短い時間で成果を上げられるようになっていきます．そのためにも，できるだけ歯科衛生士は担当制にすることが望ましいと思われます．

表5-1　SRP，PMTC，デブライドメントなどの能率を高め，成果を出すためのポイント

- 落としたいのは何か
- それはどこについているのか
- 何のために落とすのか
- その成分は？　成因は？
- 何を使って落とすのか
- どのくらいの間隔で落とすのか

一人ひとり違う

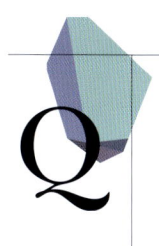

Q 近年，歯周病が多様な全身疾患に影響を及ぼすとされていますが，細菌はどこからどのような経路を経て全身に運ばれるのですか？
また，それはSPTとどのように関連しているのでしょうか．

A 歯周治療前の歯周組織の状態を図式化してみると図5-1-①のようになります．歯周病罹患歯の歯周ポケットに面する上皮は炎症によって破壊され，いわゆる潰瘍が形成され，傷だらけで血が出ており，血管結合組織が露出している状態にあることがわかります[1]．ここに1mg中10^8（1億）ともいわれる細菌群（バイオフィルム状のプラーク）が付着していることをイメージすれば[2]，これが結合組織中の毛細血管を経て容易に体内に侵入し，その結果，多くの全身疾患の誘因になることもうなずけます．

SPTは，「病状安定となった歯周組織を維持するための治療」であり，動的な治療からSPTに移行する際には，本来は図5-1-②のような接合上皮性の付着が獲得されているはずですが，実際の臨床ではさまざまな理由でポケットを残したままSPTを続けている例も多く，また上皮性の付着は再び剥がれやすく，SPTの診査時に部分的に深いポケットを発見することもあります．「歯周医学」の観点からみれば，これらすべてが全身疾患のリスクにつながるわけで，p.23で述べたように，SPTにおける診査がすべからく「歯科，内科的病歴の更新」という項目で始まる理由もここにあります．

したがってSPTにおいては，歯周ポケット内に存在するバイオフィルム状に成熟したプラーク，壊死セメント質，歯石やエンドトキシンなどを継続的に取り去ること（歯周デブライドメント）により，歯肉縁下環境を生物学的に受容可能な状態に整えることが，局所的にも全身的にもきわめて重要なポイントとなります．

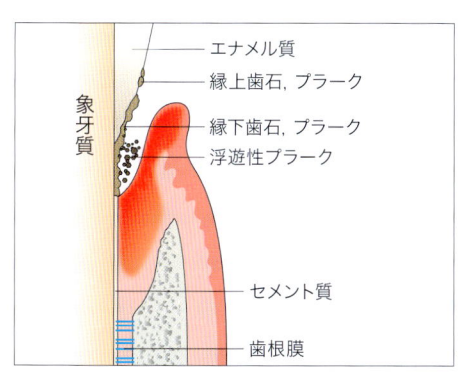

図5-1 歯周治療前後の歯周組織の状態
①歯周病に罹患した歯周組織．ポケットに面する上皮は破壊されていて，結合組織とプラークが直接接触している

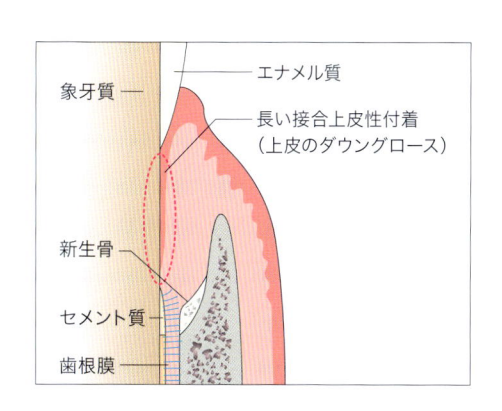

②SRPなどの一般的な歯周治療後の歯周組織は，長い接合上皮性の付着でリペアされている．SPTでは，この付着が再び剥がれていないかをチェックする

● P M T C Q & A

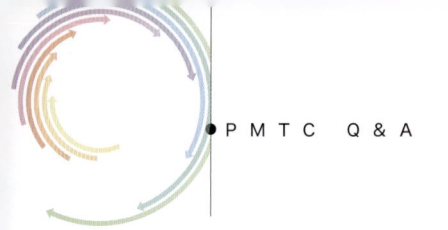

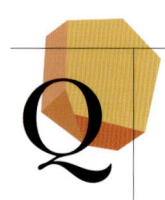

Q メインテナンスをレベルアップして患者さんと長くお付き合いするためには，何から取り組んでいけばいいのでしょうか．

A 来院の継続をどんなに願っても，患者さんに「ああ，確かに腫れなくなった」「痛まなくなった」「むし歯ができなくなった」という実感がなければ，メインテナンスはうまくいきません．つまり，予防も含めてメインテナンスの質が問われているのです．しかもこの「質」が圧倒的であればあるほど患者さんは来院に応じてくれます．この原則は，皆さんが「また来よう」と思う飲食店や美容院となんら変わりません．

地道なケアが続けば確実にメインテナンスの成果は上がっていきます．たとえば，ポケット内洗浄時に使う含嗽剤は爽やかで後味のよいものを使っていますか．赤くただれた粘膜のケア時は，組織を傷つけないように工夫をしていますか．スケーリングのたびに患者さんに痛い思いをさせていませんか．PMTCやSRPでは無意識に歯面や根面を傷つけていませんか．初診時は誰にでも超音波スケーラーを使うなど，画一的なケアになっていませんか．患者さんは言葉にこそ出しませんが，医院のケアのクオリティを敏感に感じ取っています．

さらに医院全体に「患者さんがまた来たいと思うような雰囲気があるか」ということも細かくチェックしてみましょう．受付の応対はいかがですか．待ち時間は長くなっていませんか．スタッフは笑顔で接していますか．トイレの清掃は行き届いていますか．心のこもったリコールカードを出していますか．豊富なリーフレット類がそろっていますか．そして何よりスタッフ全員で患者さんをサポートしようという意思統一ができていますか．技術的なことの前に，実はこのような医院のシステムづくりが意外に重要なポイントなのです．一つひとつは些細なことであっても，それが"メインテナンス"というキーワードのもとに積み重なれば，医院の大きなパワーとなります．逆に，医療上は些細な問題であっても，ちょっとした器具の操作やつまらない一言が患者さんの来院意欲を一気に失わせる結果にもなります．あせらずに根気よく取り組んでください．

Q 1年前に上顎に義歯を装着した患者さんから，唾液がでにくくなり口が乾燥するといわれました．投薬についてのアドバイスをお願いします．

A ドライマウスの投薬についてのご質問ですが，応答群（唾液腺の機能がまだ残っている場合）であれば，サリグレン（日本化薬）などの唾液分泌促進剤が効く場合があります．

短期間の投与であれば，唾液分泌促進による疼痛緩和にも有効かと思います．効用をよくお読みいただき，使ってみてください．疼痛緩和のみの目的の投薬でしたら，通常の消炎鎮痛剤でOKです．

全く唾液腺の機能が残っていない方には，唾液分泌促進剤ではなく口腔湿潤剤に頼るほかはありません．薬としてはサリベート（テイジン）が代表格です．ところが，味が悪い，気持ちもあまりよくない……．

私たちは，「ペットボトル法」と称して患者さんに小さなペットボトル（エビアンなど）を常時携

行していただいています．これに水か緑茶を入れて，30分おきくらいにお口を潤すよう指導します．単純な方法ですが，これがなかなかよく効きます．粘膜の疼痛が強い場合は，これと消炎剤を併用してはいかがでしょうか．

いずれにしても一律の治療基準がないので，一人ひとり生活背景をも含めたきめ細やかな対応が欠かせません．粘膜の状態も皆違っていますから，試行錯誤の連続です．

粘膜の荒れ（疼痛を含む）には，コンクール〈F〉（ウエルテック），ガムデンタルリンス（サンスター），ネオステリン（日本歯科薬品）などの含嗽剤，ケナログ口腔軟膏0.1％（ブリストル マイヤーズ）などを組み合わせて用います．

応答群，非応答群にかかわらず使える薬としては，麦門冬湯（ばくもんどうとう／ツムラ医療用漢方製剤の29番）があります．のどのひっつき感，しわがれ声，カラ咳などがある場合には特に有効とされています．

ちなみに，東京医科歯科大学では，上顎がんなどで唾液腺の機能がなくなった方によく処方しているようです．私たちも処方した経験がありますが，効く人と効かない人が半々くらいでした．漢方ですから，即効性はありません．

もう一つ．粘膜保護の目的で，保湿成分を含むコンクールマウスジェル（ウエルテック）やオーラルアクアジェル（ジーシー）などが有効な場合があります．粘膜全体にヒリヒリ感がある人，極度に乾燥している人によく効きます．義歯床の粘膜面に塗って使うような緩衝材としても有効ではないかと思います．

これらのほかに，うるおいスプレー飲料のウェットケア（キッセイ薬品）や，ノンアルコール系マウスウォッシュのアクアバランス（ライオン）もおすすめです．

以上，ケア剤の原則は応答群には唾液分泌促進剤，非応答群には粘膜保護剤・口腔湿潤剤というように覚えておきましょう．すべてに共通する原則は，できるだけ頻繁なディプラーキング，歯周ポケットの洗浄，PTC（PMTC）です．

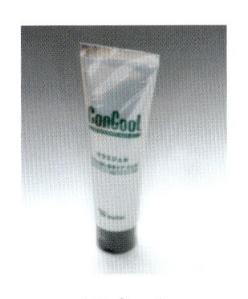

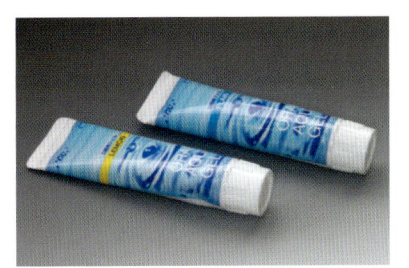

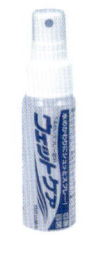

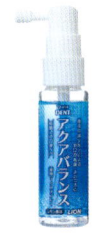

コンクール
マウスジェル
（ウエルテック）

オーラルアクアジェル（ジーシー）

ウェットケア
（キッセイ薬品）

アクアバランス
（ライオン）

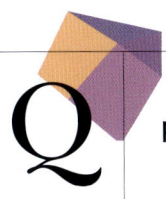

Q PMTCを採算面も含めてうまく臨床に取り入れるには？

A 本になると，すべての患者さんに完璧なPMTCを行っているように思われがちですが，私たちの行っているPMTCは，それだけが治療の中で独立しているものではなく，あくまで予防・治療・管理というトータルなケアシステムの中に組み込まれているものです．

● PMTC Q&A

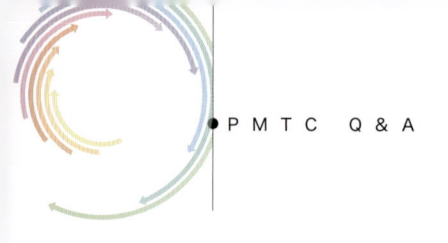

したがって患者さんに「これからPMTCを行います」などとことさら強調もしませんし，PMTCだけで治療費をいただくこともありません．現実には歯周治療の一環として行ったり，う蝕治療と組み合わせて行ったりしています．

患者さんを思って，長期的にケアしていこうという気持ちが一番大切です．しかし，採算を考えることも大事ですから，なんとか工夫してみてください．ケアで患者さんが定期的に来院するシステムができれば，あとは主に歯科衛生士の仕事になりますから，採算面でもそう苦労することはなくなるはずです．

まず，じっくりとチームを組める歯科衛生士を探し育てること，いっしょにセミナーなどに出席してともに学ぶこと，「従業員」とか「女の子」とか呼ばないこと．あくまで，医療のスタッフ，協力者です．お互いに敬意をもって接すること．彼女たちに教えられることも多いと思います．

時間の余裕があったら，とにかく洗ってあげること，磨いてあげること，フッ化物を塗布してあげること．歯周病に関しては，生活背景，全身状態に常に気を配ってください．患者さんの理解の助けになる院内文書も充実させてください．

私たちのシステムは，長い時間をかけて築き上げてきたものです．現在もどんどん変わっています．どうか焦らずに取り組んでください．

治療面でくれぐれも申し上げたいのは，歯周治療や修復治療の医院のレベルをコツコツと少しずつ高めていく努力をしてくださいということです．読めないX線写真，ゴツゴツした歯根面では，いくらPMTCだけをがんばっても，それはごまかしにすぎません．

ケアとキュアはいわば車の両輪のようなものです．ケアの領域は思いきってスタッフに任せましょう．医師はあくまで治すことが仕事です．しっかりと技術を磨いて，そこで生計を立てるのが本道です．

予防管理をしっかりやってくれる歯科医師なら，必ず他院で困っている患者さんが集まってきます．きちんと治して，その後の管理が充実していれば，採算に合う患者さんも徐々に増えてくるはずです．他の歯科医院が暇でも，予防・治療・管理のバランスがとれていれば，忙しくて困るようになりますよ，そのうち……．

とにかく，勉強しましょう！　PMTCは，一流の歯科医療に必要なテクニックのほんの一部にすぎません．

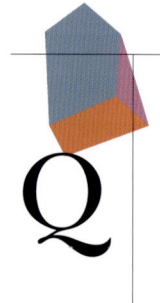

Q 勤務医をして1年になりますが，現在勤めている開業医院にはリコールシステムなどはなく，来る患者来る患者をただただこなすというような診療をしています．患者さんも痛くならないと来ない，痛みが止まると来なくなるという人が多く，手のつけられない，手遅れの状態になってから来院するほうが多いです．このような患者さんを守るためには，どういった手を打てばよいのでしょうか？

A なかなか難しい問題です．歯を失うことがその人にとってそれほど重要な問題でなければ，あえて「こういった方を守るためにはどういった手を打てばよいのでしょうか？」などということについて頭を悩ませる必要もないのではないか，というのが私の基本的な見解です．

いわゆる「片想い」のようなものですね．「片想い」は寂しいです．

問題は，なぜ彼らがそこまで悪くならなければ歯科医院に来ないのかということでしょう．そんな方たちでも，本当に歯をなくしてよいと思っている人はそれほど多くいるわけではありません．

歯医者は痛い，怖い，もしかしたら高い料金を取られる……，そういった感覚が，ついつい来院を滞らせてしまうのではないでしょうか．

それなら，「痛くならないと来ない，痛みが止まると来なくなるという人が多いような気がします」といたずらに嘆くのではなく，まず地道に，痛くなく，怖くなく，できれば快適に患者さんをケアする手法を培い，実践していくことです．

患者さんがチェアに座ったらまず削ってはいませんか？　重症な歯周病ではつい抜歯を考えてしまってはいませんか？「いやなことだから，早く終わりにしてくれ」という患者さんの気持ちを先走って感じて，諦めてはいませんか？

でなければ，そんな毎日にいや気がさして，誰彼みさかいなく歯の大切さを頭でわからせようと，説明過剰になってはいませんか？

どれもこれも患者さんにとってはいやなことなのです．患者さんの頭にではなく，感覚にアプローチしてみましょう．

痛みを伴う急性炎症はともかく，その他の場合はそんなに治療を急ぐ必要はありません．とりあえず，まずはなんとかごまかしてイイのです．

たとえば浅い窩洞ならとりあえずグラスアイオノマーセメントで仮充填，軽い歯髄炎ならCC入りのユージノールセメントで仮封，歯周病の急発なら，そっとプラークをこすり取って，爽やかな液で洗浄してあげてください．「また痛くなったらいつでもどうぞおいでください，できるだけ痛くなくお世話します」．いい加減なようでも，とりあえずそれでよいと割り切ってみてください．歯科の世界が変わって見えてくるはずです．

「どんな病気でも，医者は一刻も早く治さなくてはいけない」などとは思わないことです．特に歯科疾患は生活習慣病，慢性病ですから，いったん治ったように見えても，細菌が取れていなければ，あるいはその人の生活習慣が変わらなければ，またすぐに再発します．私たちが「治す」という行為はそれほど「あやうい」ものなのです．

長期的な視点で，もう一度歯科医療を見つめなおしてみてはいかがでしょうか．継続して患者さんをケアしていくやさしい気持ちがあれば，必ず患者さんはついてきてくれます．

さて，実はここからが本題です．痛くなく，怖くなく，高くなく，患者さんをケアしたあと，速やかに先生が最善と思われる治療に移行できれば，何もいうことはないのですが，なかなかそうはいきません．患者さんはおそらく前よりもついてきてくれるでしょうが，そこに先生の技術の問題，先生の考え方のバランスの問題，スタッフの力量の問題などが横たわります．

どうですか？　自信はありますか？　先生ご自身，包括的な視点と，知識と，技術が身に付いていると胸を張れますか？　そして何より，それを実行して十分な採算がとれる自信はありますか？

残念ながらここからは，ごまかしがきかない領域なのです．なぜなら，ここでごまかしてしまうと，長期的には患者さんの信頼を失うことになります．

歯周病を例にとれば，歯肉縁下歯石がしっかり取れて，根面が滑沢になっていなければ，歯周病は治りませんよね．歯周病の治療にはそれが絶対に必要な条件です．しかも，痛くなくやらなければならない．すべての患者さんにそれができないとすれば，どのような状態のときにそれができて，どのような場合にできないのか．また，重症すぎてそれができない方には，どのような方法で歯の延命処置，苦痛緩和処置を行っていくのか……．

もっと典型的な例をあげれば，「いくら時間がかかっても，お金がかかってもよいから，最善の処置を行ってください」という患者さんに対して，長期的

● P M T C Q & A

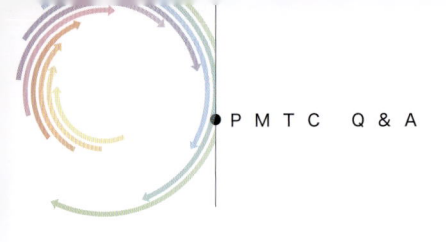

に予知性の高いフルマウス補綴を行う自信はありますか？　歯がたくさん残っていて，咬合崩壊，歯周病が進行しているケースだったらいかがですか？

　ちょっと厳しいことを言ってしまいましたが，これが現実です．「患者の意識が低い」と嘆いておられる先生に，これらのしっかりした治療例を見せていただいた覚えがありません．何もピカピカの全顎補綴だけが「しっかりした治療例」ではありません．たとえ1本の歯でも，滑沢な根面，きれいな根充，骨の再生，明瞭なX線写真，よくフィットしたクラウンマージン，どれ一つとってもしっかりした治療例です．

　臨床はキュアとケアのバランスです．それが適度に高いレベルでつりあってこそ質の高い臨床だと思います．先生はまだまだ若いのですから，どうか頑張ってください．実は私も先生の年齢の頃は，悩みに悩みました．いまも悩みは全くなくなったわけではありません．ですから先生の心境が痛いほどよくわかります．

　最後にもう一度繰り返します．「急がない，痛みを与えない，よい気持ちでお帰りいただく」，明日からこの3つをぜひ心がけてみてください．「来る患者来る患者をただただこなすというような診療」から，きっと抜け出せるはずです．

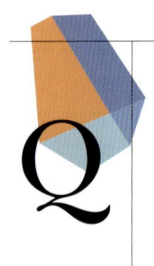

Q 予防やケアの重要性は認識していますが，いかに継続していくかが課題となっています．最初は積極的にリコールに応じてくれていた患者さんも，次第に脱落していくことを経験するたびに，継続することの難しさを感じています．リコールシステムを定着させるための秘訣はありますか？

A　誰でも歯科医院なんか行きたくないですよね．どんな上手なスーパー歯科医院でも，やっぱり削られたくない，お金もかけたくない．そこを忍んで重い腰をあげてせっかく来てくださったのですから，少なくとも「よい気持ち」でお帰りいただく．これが原則です．ところが……．

　私たちも毎日，似たようなことばかりで疲れていますし，おまけに経営や保険のこと，スタッフへの気遣い，ときには家庭や子どもの心配ごとなどで，そうそう患者さんにやさしくしてばかりいられない．ついつい，いけないとわかっていても，ぞんざいな口調で「どうしてこんなに悪くしちゃったの？」とか，「もっとよく磨いてきてください」などと言ってしまいがちです．

　生まれつき「誰にでもやさしく，いつも笑顔でいられる人」はそれほどたくさんはいないと思います．もちろん，私もそんな人間ではありません．ですから，歯科医師になって数年間は，毎日夢の中でも患者さんと話していました．「誰にでも好かれる歯科医師になるには，どうしたらよいか」と思い悩んでいました．いま思えば結構つらい毎日でした．

　それが，あるときから本当に変わったのです．私たちがつらいのは，「患者さんが本心では望んでいないこと」を，いつもいつもやらざるをえないからなのです．これで毎日誰にでも笑顔笑顔なら，かえって不自然です．そんな先生，キモチワルイ．

　そこで考えました．お互いがイヤイヤやっていることを，なんとかお互いが気持ちのよいことに変えられないか……．そうしてできたのがPMTCのシステムでした．効果は，思いのほか早くやってきました．患者さんの顔つきが明るくなり，私たちも無理やり笑顔をつくることもなくなりました．

　講演では，どうしてもPMTCのことが中心になってしまいますが，実際の私の臨床は，他の先生方とそれほど変わりません．でも，ストレスはきっとほかの先生の半分くらいではないかと思ってい

ます．それで少しは患者さんに対してやさしい気持ちにもなれるのではないかと思っています．

　先生も，無理に「誰にでもやさしくなろう」などとは思わないで，まずご自分のストレスを，できるだけまっとうな方法で少なくするにはどうしたらよいか？ということについて考えてみてください．PMTCはきっとその解決法の一つになりうると思います．

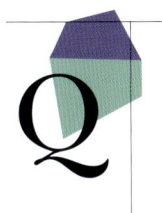

Q PMTCについてのモチベートはどうするか？：PMTCを実践してみようと思いました．そこでお聞きしたいのですが，どのあたりまで，先生がかかわっておられますか？

A　モチベートで気をつけているのは，従来のように患者さんの知性に訴えるのではなく，実際にこちらでクリーンな状態にしてさしあげて，そのことが結果的に再来院につながっていったり，予防の意欲につながっていったり，そんないわば患者さんの感性に訴える方法をとっていることです．

　もちろんその途中で，私から病因論などを折を見て説明するようにしていますが，実際のケアを行うのは，歯科衛生士の仕事です．

　「悪いのはあなたではありません．お手入れ不足でもありません．もともとリスクが高いだけなのです．これといった理由もなく，腎臓病や心臓病に侵される人と同じです．どんなに節制をしていても，胃の中にピロリ菌がいれば胃潰瘍になりやすいのと同じで，むし歯菌が多い方や歯周病菌が強い方は，人一倍それを取り除く努力が必要なのです．

　あなたご自身の力では，それらを徹底的に口の中から追い出すことは不可能です．ぜひ定期的にプロのケアをお受けになってください．私たちはあなたのお口を守るプロなのです……」
といった具合にお話します．これは私が話すように心がけています．

　えらそうなことはいえないのですが，医療人にとってもっとも大切なことは，「患者さんを想う気持ち」だと思います．

　「一人ひとりをやさしく見つめる眼差しと心」，特にケア領域についてはこれが不可欠です．

　医師は，確かな診断と技術を学び，それをできるだけ無理のないかたちで，患者さんと話し合いながら実現させる器量・技量が必要です．いくらPMTCだけ優れていても，治療技術が稚拙では話になりません．

　その技術を長期的に安定した形で生かすためには，優秀な歯科衛生士とチームを組む必要があります．歯科医師一人の力ではどうにもなりません．

　お互いが認めあいながら切磋琢磨して，そこにそれぞれ生きがいが見いだせるような診療体系が，これからの歯科医療にはぜひとも大切です．

　これからは歯科医師のみが大活躍するような歯科医療は，必ずいきづまります．「キュアとケアのバランス」こそが求められています．先生およびスタッフの方々のご奮闘を期待しています．

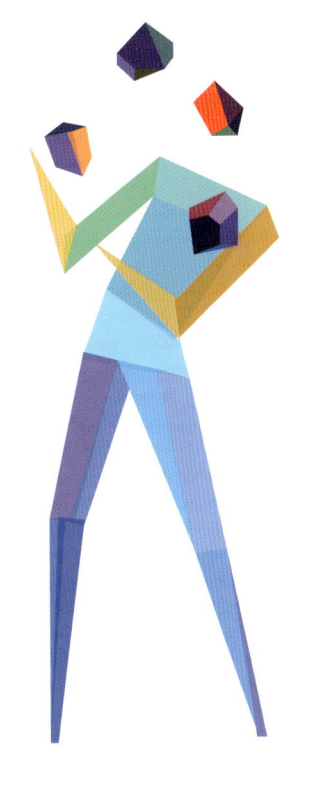

PMTC Q&A

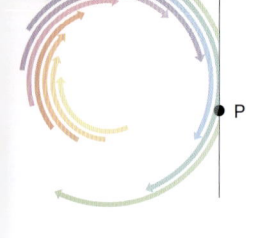

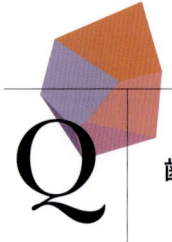

Q 歯周治療後の歯根露出と酸蝕との関係について教えてください．

A SPTが定着し，度重なるメインテナンスの成果で残存歯数が増えてくるにつれてクローズアップされてくるのがトゥース・ウエアです．トゥース・ウエアは，酸蝕，咬耗，摩耗，アブフラクションの複合病変であり（表5-2），そのうち酸による歯の化学的溶解が酸蝕です．

歯周治療後の歯根露出部は，溶解の臨界pHが高くなるとともに再石灰化が期待できないので（表5-3），う蝕だけでなく酸蝕についても一層の注意が必要です．酸蝕のリスク要因の主なものを表5-4にまとめましたので，ご参照ください．これらの中には，患者さんがあまり人に知られたくない項目もあり，初診に近い段階での問診には繊細な心遣いが必要です．特に「本人の非を咎めるような訊きかた」は禁忌なので十分注意しましょう．

また，SPTの回数を重ねるうちにようやく患者さんの信頼を得て判明する原因もよくあります．歯周病のメインテナンス処置を続けながら，根気よく訊き出す努力を続けてください．

トゥース・ウエアは，酸蝕に限らずそれが起こってから対応するのではなく，その徴候を見逃さずにあらかじめそれを察知して，事前に適切な指導やケアを行うことで予防していくことが原則となります．

表5-2　トゥース・ウエア（tooth wear）の分類[3]

酸蝕　Erosion	酸による歯の化学的溶解
摩耗　Abrasion	歯の接触以外の機械的作用による歯の摩耗
咬耗　Attrition	歯の接触による機械的な歯の摩耗
アブフラクション　Abfraction	バイオメカニカルな荷重による歯質の喪失

表5-3　エナメル質と象牙質の臨界pHと再石灰化pH

	臨界pH	再石灰化pH
エナメル質	pH5.5	pH7.0
象牙質	pH6.7	−

表5-4　酸蝕症のリスク要因

- 硬い歯ブラシやホワイトニング系の歯磨材によるオーバーブラッシング
- 黒酢，酸性水，温泉水による極端な健康法
- 生果汁，炭酸水，乳酸飲料，ヨーグルトなどの過剰摂取
- つわりとそれに伴うイオンウォーター類の継続摂取
- 酒類を扱う飲食関係者の自発嘔吐
- 拒食症，過食症，逆流性食道炎による嘔吐の繰り返し
- 酢，フッ酸などの酸性薬剤を使う仕事（寿司職人，メッキ工場など）
- 仕事中や夜間に酸性飲料をチビチビ飲む習慣

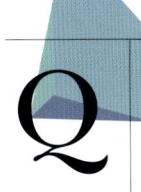

Q これからの歯科は「どうあるべきか」をスタッフと院長が共有するために必要な歯科医療の「本質」について教えてください．

A 前述したように，「メインテナンスを継続すること」，それがすべてといっても過言ではありません．治療は「変わったこと」が成果なのに対し，メインテナンスは「変わらないこと」に満足するケア行為です．それほど厳密でなくても一応「キュアは歯科医師，ケアは歯科衛生士」というように役割分担を明確にしましょう．

もともと治療とは「やりたくない人がされたくないことを行う」行為ですから不健全なものなのです．ここはその不健全さを歯科医師が一手に引き受けて，健全な領域，つまり「してあげたいことをしてほしい人に行う」ケアの領域をパートナーである歯科衛生士に委ねるという柔軟な発想が求められます．

歯科衛生士はできるだけ担当制とし，寄り添い，いたわる「心」と，癒し，支える「技術」で，常に歯科医師と患者さんの架け橋になるように心がけましょう（図5-2）．メインテナンスに王道はありませんが，強面で厳格な治療にいつも寄り添うようにしてこの「ケアの心」が育っていれば，必ずメインテナンスはうまくいきます．

以上ご理解いただいたうえで，ご質問の「本質」という言葉について考えてみたいと思います．これは難しくて，深くて，ときに楽しい話題です．なぜなら，「本質」という言葉は哲学的だからです．「哲学」は，古今東西さまざまな人が徹底して追求しても，なお「真理」を見いだせない永遠のテーマです．だから，「哲学」することは，難しくて，深くて，楽しい．きっと，「本質」にはさまざまな顔があるのだと思います．歯科に限っていえば，それぞれの診療室ごとに「各人各様」の医療のあり方があるのでしょう．患者さんの立場で言えば，「オーダーメイド医療」というのが遠回りのように思えて，実は一番本質に近いのかもしれません．

ところが，医療は原則として科学ですから，そこには誰にでもあてはまるような「客観性」や「合理性」が求められます．患者さんの「個」と，科学の「普遍性」，そのせめぎ合いこそが「臨床」ということなのでしょう．しかも歯科においてはそれをチームで共有しなくてはいけない．確かに難しいですね……．

誌面上で自信をもってお伝えできるのは，「科学の普遍性」だけです．論文をたくさん読んで，臨床経過を長期に観察して，蓄積して，記録して，それを正しく言葉にすること，そこから先はきわめて個人的な体験になります．

「これからの歯科がどうあるべきか」というご質問には，残念ながらお読みいただいた歯科医師とスタッフが，"これを参考にしてそれぞれにお考えください"としかお答えできません．最初から最良なモデルがあるわけではないので，きっとそれを見つける過程では，産みの苦しみや多くの困難（軋轢，迷いや涙も……）が伴うことと思われます．しかし，よい診療室とは，そうやってゆっくり成熟していくものなのだと思います．ある特定の考え方や診療室の姿をまねるのではなく「より自分（たち）らしい診療室づくり」のための参考にとどめてください．

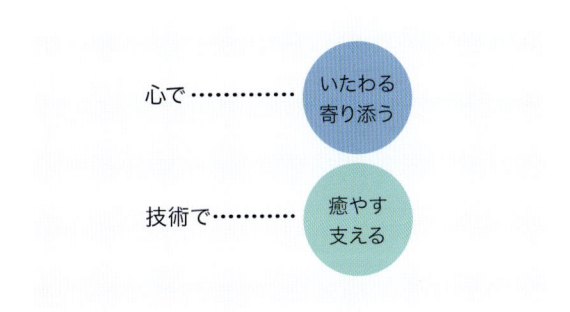

心で……いたわる 寄り添う
技術で……癒やす 支える

図5-2 メインテナンスの継続のために

Essay's
PMTC

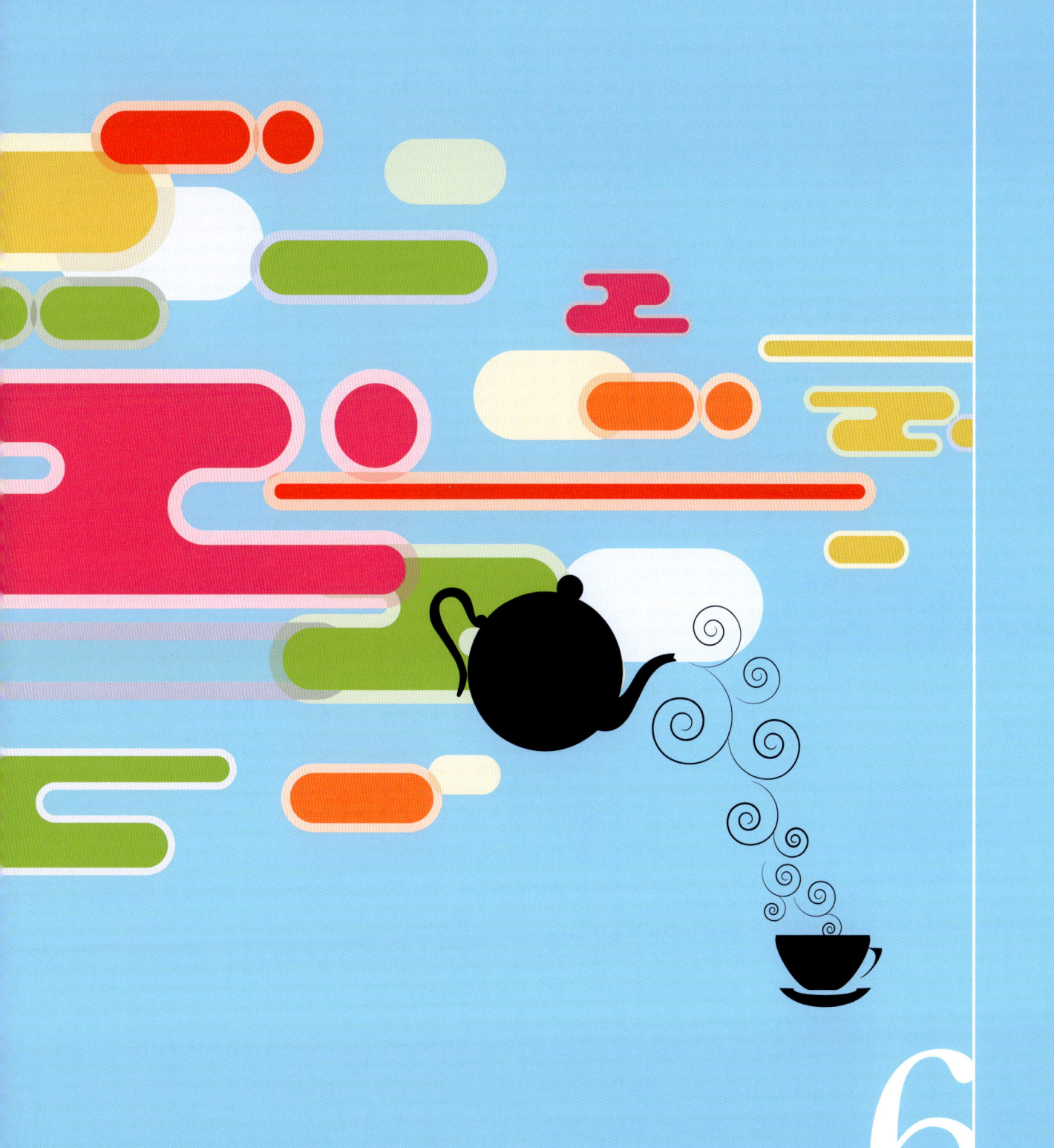

6
Essay's-PMTCのかたわらで
内山 茂

● Essay's-PMTCのかたわらで

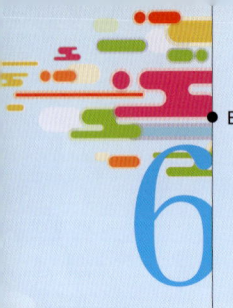

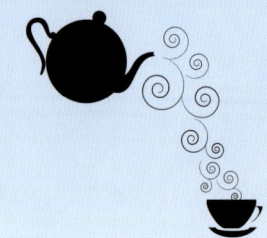

「一生恨んでやる……」という話

物騒なタイトルで申し訳ありません.

話はいまから25年前にさかのぼります.当時私は欧米流のロングスパンブリッジ偏重の考え方に疑問を抱いていて,それをパーシャルデンチャーの再評価でなんとかできないかと模索していた時期でした.

幾度となく誌上で展開されるダイナミックな歯周補綴の症例に対抗すべく,慎重に症例を選び,さまざまな角度から考察し,ようやくほぼ思いどおりのパーシャルデンチャーを仕上げることができました.いくつかの発表の場での評判も上々で,その症例は自分でも忘れられない自慢の作品となりました.

ところが,2～3度の調整ののち,患者さんの来院がすっかり途絶えてしまったのです.リコールのはがきにもなんの連絡もありません.思いあまって電話をしてみると,意に反して素っ気ない返答.自信作だっただけに,何やら割り切れない思いで月日だけがすぎていきました.

数年後,久しぶりに会った先輩から思いがけない言葉を聞くことになります.以前その患者さんが,母校の大学病院を受診後,紹介されてその先輩のところを訪れていたというのです.

先輩は「とてもよくできた義歯だったので,ちょっとした調整でお帰ししたよ」と軽く言ってくれましたが,心中おだやかではありません.「なぜ?」という思いだけがつのり,さりとていまさら患者さんに電話をする気にもなれず,さらに月日が経過していきました.

再び思いがけない言葉を聞くことになったのは,地元の歯科医師会の忘年会の席でした.だいぶお酒も入ったころ,たまたま隣の席になったある女性の先生がとても言いにくそうに「前からお話ししようと思っていたのですが……」と切り出されたのです.義歯の不具合を訴えられて来院された患者さんのこと,補綴物がとても高価そうであったこと,いまは歯が残り少なくなって患者さんが不自由な思いをしていること.「……もしかして,先生の患者さんではないですか?」

控えめに訊いてくださってはいますが,話の経過からして,その先生がすべてご存じなことは明らかなようでした.

「その方のことはひとときも忘れたことはありません.……さんですか?」

複雑な表情でうなずいたその先生の次の言葉は,さらに衝撃的なものでした.「実は,その方が前の先生のことを一生恨むと言っているのです」

義歯セットから10年以上も経過しようとするときに,そのような言葉を聞こうとは…….しかも自分では非の打ち所がないと信じていたあの治療が…….もちろんその先生に私に対する私怨があるわけでもなく,善意で言ってくださったに違いありません.酔いも一気に吹き飛び,私はただただその患者さんのフォローをしていただいたお礼の言葉を何度も繰り返すのみでした.

当時の私にいったい何が足りなかったのか?なぜ私に訴えてこなかったのか?

いまでも当初の治療方針や患者さんへのアプローチに大きな誤りがあったとは思っていません.覚えていることといえば,動揺していた数本の歯を補綴設計の都合上やや早めに抜歯したこと,義歯の舌側床縁が長いと言われて,「もうしばらく我慢してください」とかたくなに削除しなかったことくらい…….

カルテを見直してみても,ほかはとてもよい関係で治療が進んでいたはずでした.治療費も

十分に納得していただき，高額ながらも良識的な金額でおさめたつもりでした．

しかし，患者さんのその後の行動や思いつめた言葉から，私が完璧に信頼を失ったことに疑いの余地はありません．

その頃の私に会うことはできませんが，もしかしたら私は，功を焦るあまり症例を仕上げることにこだわりすぎて，一番大切な"何か"を置き去りにしていたのかもしれません．

その"何か"がいったい何だったのか，全顎の治療の症例に出合うたびに，思い出しては考え込んでしまいます．

もし，当時から現在のようなPMTCのようなケアシステムがあったら，あるいは違った展開になっていたかもしれません．

大成功なのに大失敗．複雑な思いを秘めたその患者さんの症例写真は，いまも自宅の引出しの中にそっとしまってあります．

手遅れの患者さん

"悲"のこころ

五木寛之氏の受け売りですが，"慈悲"という言葉は実は仏教用語だそうで，"慈"というのは大いなる父親の愛情のようなもの．

「さあ，そんなにくよくよしないで立ち上がって，一緒にあの山の頂上をめざして歩いていこう．頑張れ」と激励してくれる，厳しい中にも慈しみのある愛情でしょうか．

一方，"悲"というのは，思わず知らず体の奥からもれてくる，深いため息．

たとえば，悲しみのどん底に打ちひしがれている人を見たときや，悲嘆の極みにいる人のそばに自分がいるときに「ああ，人間というのはなんと不条理なものなのだろうか」と深いため息をつく．それは深い人間の連帯感から発するもので，理屈を越えた母親の愛情のようなもの．

"慈"は知恵，"悲"は情感と言い換えることもできて，この両方があってはじめて"慈悲"になるというのです．

ところが現代社会は，えてして"慈"のもつ知恵や合理性のほうが大切にされて，"悲"の部分，つまり涙とか悲しみをプリミティブなものとして馬鹿にする傾向にあるようです．いわく，「それって，科学的じゃないよ」なんてね……．

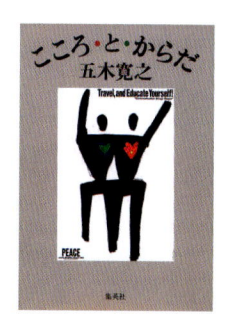

・ ・ ・

ドクターはつらい

"悲"を軽んずる傾向は，私たち歯科の分野でも大いにあてはまります．

たとえば，診療室に超重症な歯周病の患者さんが来院したとします．口腔は一見して惨憺たる状態で悪臭を放っているのに，どうもその人はことの重大さに気づいていないらしい．

ドクターはまずX線像で骨レベルを見て，それからブリーディング，プロービング値を科学的に分析しながら診断を下します．厳しい見通しを患者さんに告げたあと，さっそく「慈の心＝さあ，頑張れ！」の始まりです．

まずはTBI．動機づけがうまくいったら何本かの歯はホープレスだから抜歯．スケーリング，ルートプレーニング，初期治療，再評価，外科処

● Essay's — PMTCのかたわらで

置, そして欠損補綴へ. 「……さん, これからも頑張ろうね」

　一見歯科医師として当然の行為ですが, 実は仕事に追われて, 慣れきって, 患者さんと一緒に涙する余裕なんかないのです. でも, 悲しいかな, それが宿命. 本質的にドクターは泣いたり, 弱音を吐いたりしてはいけない……ググッ. 無理しても自分が強がっていなければ, スタッフや患者さんの信頼は到底得られない……ググッ. 第一, 診断や治療方針に"ゆらぎ"が生じて何がなんだかわけが分からなくなってしまう……ググッ.

　患者さんだけでなく, 実は, ドクター自身も「ガンバレ! ガンバレ!」なのです.

　つまり, 臨床というものは, 否応なく前述の"慈"を中心に回ってしまうもののようです. その間, チェアに座った患者さんは, 確かに誰かに心の救いを求めています. 「そんなに頑張れないわ, もう……私」「なんで, 俺だけ治せないんだ……!」

● ● ●

「ケア」の担い手として

　さて, これからが歯科衛生士さんたちの話です. これまでの歯科衛生士業務は歯科医師をアシストする, いわば随伴的な面が中心でした. しかし, 医療の主流が"治療"から"ケア"へと大きくうねり始めた現在, まだまだ科学性に固執するドクターと, 相次ぐ"励まし"の渦の中で途方に暮れる患者さんとの間に立って, 真のケアを貫くのは, 歯科衛生士さんをおいてほかにはありません.

　リスクを見つめる眼, PMTCをはじめとするケア技術, そして何より一人ひとりの患者さんを想う"悲"の心をもてるかどうかが, 歯科衛生士として自立できるかどうかの分かれ目になります.

　もちろんそのケアは, 口腔ケアのみをしているのではなく, 「誰かに癒されたい」と願う患者さんの心のケアをも含んでいます.

● ● ●

ナーシングスピリット

　よく「歯科衛生士の本業は予防業務だ」という人がいます. つまり発病に絡むさまざまな要因を分析し, 関与する細菌をコントロールすることによって, う蝕, 歯周病の発病・進行を未然に防ぐ. そのためには唾液を検査して, 早期にリスクを察知して, 患者指導にあたっては, ブラシはこれで, あれで…….

　確かにそれも歯科衛生士の大きな責務でしょう.

　でもそれって, やっぱり"慈悲"の"慈"ですよね. なんだか"悲"が感じられない. ブラッシング, ガンバレ! ガンバレ! 禁煙, ガンバレ! ガンバレ!

　考えてみてください, なぜ歯科衛生士学校に"戴帽式"があるのか? 私の思い込みかもしれませんが, ナースキャップをかぶるということは, つまり看護の精神（ナーシングスピリット）をもつということではないのでしょうか?

　歯科における看護とは? それは手遅れの患者さんに, 精神的な援助と病気と向き合うための気力を提供することです. この場合の手遅れとは"ホープレス⇒抜歯"を意味しています. 抜いてしまっても生命にかかわるわけではないし, ある程度の機能回復は可能ですから, 「そんなに大げさに考えることはない」という意見もあるかもしれません. 患者さん側も同じように納得していれば話は簡単.

　しかし, 実際の臨床においては, そうはいかないことがなんと多いことか……. 医療者側にとってこんな歯でも, 患者さんにとっては, まだ使える歯の場合も多々あるのです.

　しかし, ドクターの診断は往々にして冷酷です. いわく「そんなグラグラな歯を, 残しておいたってしょうがないよ. いつまでも治療の見通しが立たない. プ, プ, プレディクタビリティ（予知性）が

……」．きっと真面目な勉強熱心な先生なのでしょう．そんなドクターの雰囲気を察してか，患者さんは怪訝そうな顔をしています．この溝を埋めるのが歯科衛生士，……そう，ナーシングスピリット，心のケア，抜歯へのソフトランディング．

"治療"が患者さんのもっている病気（疾患）に対する行為であるとしたら，"看護"は病気をもっている人（患者さん）が対象です．"歯科医療における看護"とは聞きなれない言葉ですが，これからの歯科衛生士さんたちには，ぜひこの心をもってもらいたいと思っています（予防・管理業務や，治療技術を軽視しているわけではありませんから，念のため）．

ケアが必要とされるとき

はじまり

父が脳梗塞で倒れたのは今から20年前の春のことでした．しばらくして危機を脱したところまではよかったのですが，その後に家族を待ち受けていたものは，かつて一度も経験したことのない"戸惑い"の連続でした．

右半身がすっかり不自由になった父は，食べ物はおろか水さえも受けつけません．家族は文字どおり右往左往，とりあえず近所の開業医に往診を頼んではみたのですが，全く解決策なし．それでもなんとか工夫をしながら，わずかずつでも食事をとらせることができるようになり，やれやれと思ったのもつかの間，今度は夜中に絶えずうめくような声で家人を呼ぶようになったのです．これにはほとほと疲れ果て，すがるような思いで再び医師に相談．その結果，睡眠薬のお世話になることに……．

しかし，そのことがその後のさらなる苦難のきっかけになるとは，そのときは考えもしませんでした．

薬を与えて2〜3日もすると，すぐにまた父は前よりももっと大きな声で，夜更けに「オーイ」を連発するようになりました．医師は首をひねりながら「それでは，もっと強いお薬を……」．そんなことの繰り返しがしばらく続いた後，父に認知症の症状が出てしまったのです．詳しくは書けませんが，認知症というものは本当に悲惨なものです．平和だったわが家の居間は，一転して修羅場と化してしまいました．

もちろんその間にも，市役所の福祉課に相談し，そこから訪問看護師などさまざま方たちが入れ替わり立ち替わりといった感じで訪れてくれたのですが，残念ながら父の病状に適切な助言をしてくださった方は一人もいませんでした．山のような書類を書き，何度も役所に足を運び，その結果私たちの困惑の度はますます深いものとなっていきました．

・　・　・

ケアとの出会い

認知症もさることながら，それ以上に困ったのは，父が再び食べ物を受けつけなくなったことでした．

父の体力を思うと，いつまでもこんな状況は続けられません．さりとて，ドアというドアに鍵のかかった認知症病棟に父を押し込める気にはとうていなれません．適度な医療と介護を提供してくれる施設を探して必死で訪ね歩く私たちの形相は，ずいぶんとひどいものだったことでしょう．わけもなく涙が流れることもしばしばでした．そのとき私たち家族は，それほど追い込まれていました．

探してみてはじめてわかったことは，認知症の

● Essay's─PMTCのかたわらで

年寄りを快く受け入れてくれる施設がきわめて少ないという現実でした．有料老人ホームはもちろん，ケアハウス，各種老健施設，特別養護老人ホームなどは，基本的に軽度な心身障害をもったお年寄りを対象にしています．

ここでも私たちは期せずして福祉の谷間を垣間見ることになりました．

そんなある日，妻とともに近所の老人施設に相談に行ったときのことです．応対に現れたのは，胸にソーシャルワーカーという名札をつけた若い女性でした．ここで，私たちは全く医療職にない彼女から，思いもかけない介護のヒントを得ることになります．

「まるで赤ちゃんのように夜中に不安がっていること」

「拒食や溏便はおそらく脱水からきていること」

「脱水の原因は夜中に与え続けた強い薬にあるのではないかということ」

「認知症の症状もそこから来ているのではないかということ」

そして，

「まず水を与えること．それが何よりも優先されるであろうこと」

私が手短に話した病状から，彼女は介護のポイントを実にこともなげに語ってくれました．彼女の言葉は，それまで私たちが漠然と感じていたことを的確に言いあてていました．思いあたることばかりでした．

まがりなりにも医療従事者である私は，自分の浅学を恥じると同時に，それまで出会った医師や看護師たちの言葉を，まるで空虚なたわ言のように思い出していました．

● ● ●

医療の限界

いまになってようやく気づくのですが，私たちははじめての経験に戸惑い，本来ケアが必要な患者を，医療で救えると勘違いしていました．私は医師や訪問看護師をやや非難めいた調子で書いてしまいましたが，彼らには何も責任はありません．血圧を測り，心音を聴き，お薬を処方する．医療従事者としてごくあたり前の行為をやってくださったと思っています．ただ足りなかったのは，ケアに対する理解度と医療の限界についての認識です．

ケアを必要とする人と医療を必要とする人は，おのずから区別されるべきなのです．医療で救えない人でも，ケアで救われることは現実にありうることなのです．

ちなみに父は，その後，認知症も徐々に回復し，依然多くの障害は残ったものの，老人施設で介護スタッフの手厚いケアに助けられながら，この数年後になんとか穏やかな最期を迎えることができました．

● ● ●

歯科とのかかわり

さて父の例からもわかるように，脳梗塞に陥った患者さんに対し，歯科からも，いや歯科だからこそさまざまな手を差し伸べることができます．

たとえば，嚥下の問題．重度の麻痺を併発した場合，まず物が飲み込めなくなります．とりあえず脱水を防ぐために速やかに水だけでも飲ませるようにすること，これが生きるための基本です．

まず頭を少し高めにして顔を横に向けます．できたら患側を上，健側を下にして約30°くらい体を傾けます．少し顎を引くようにして，小さめなスプーンで誤嚥に気をつけながら少量ずつのどに流し込んでやります．

私の場合，身内のことでもあり，ほかのことに精一杯で，この生きるための基本をつい後回し

にしてしまいましたが, そんなときこそ口腔のプロの出番なのです.

次に摂食の問題. 体を起こしたほうが食べやすいように思いがちですが, さにあらず. すぐにむせてしまいます.

重い麻痺があるときは, 必ず寝かせて食べさせること. 体位は水のときと同じ. 食事の前にまず患者さんの口の中の状態をよく観察します. たとえば食べ物が上顎に張りつく場合はドライマウス (口腔乾燥) 状態のとき. そんなときは全身の状態も悪いので, 水と交互に与えること. それとは逆に, よだれが多いときはチャンスと考えます.

さらに口臭対策. 寝たきりの人がいて, 部屋に悪臭が漂っていたらまず脱水を疑ってください. 極度の脱水は, 分厚い舌苔とすさまじい口臭を引き起こします. まず, 前述した要領で十分に水を与えます. 舌を拭くのはそのあとです. まして歯磨きや義歯の清掃などは二の次, 三の次.

舌苔除去には割りばしに巻いたガーゼ (これにもたっぷり水をしみ込ませて) が一番です.

ちなみに, 病状が安定するにつれて, 普通は摂食嚥下問題は自然に解決されていくことが多いようです.

・　・　・

口腔ケアがもっとも必要とされるとき

ここまで私の実体験をもとに書いてきましたが, これをやや一般論になおすとポイントは3つあります.

その1：通常の医療行為は, かえって患者さんの状態を悪くすることがある.

その2：適切な口腔ケアが患者さんを救うことがある.

その3：本来の口腔ケアは, 病状が悪いときに行うべきものかもしれない.

もちろん, かぎられた経験ですべて言い切ることはできませんが, 歯科関係者が在宅での口腔ケアを語るとき, そこに何かせっぱつまったものが欠落しているように思えてならないのです. それはあたかも "遅れてやってきた役者" のようで, 出番を失った役者たちはいつも "気持ち" だけが空回りして本領を発揮できない……. つまりもっと早い段階で介入して, 一般医療と介護の隙間を埋めることで, 患者さんの危機を救えるのではないかという思いです.

"口腔ケア" という言葉がとても安易なところで独り歩きしているようで, どうもしっくりこないのです.

私たちが在宅ケアで訪問するときは, 患者さんが生命の危機を一応脱したあとのことが多いようです.

ここで私が「実はその後の口腔ケアなんて付録みたいなもの」などと言ってしまうと, 昨今の潮流から著しく逸脱しているようで気が引けるのですが, それが実際に身内で嚥下障害や脱水など, 「口腔ケアがもっとも必要とされるとき」を体験した者の偽らざる気持ちです.

QOLの向上や口腔衛生の改善など, 安定期における口腔ケアはそれはそれで大切ですが, 私たち歯科関係者は, もっと踏み込んで "命とのかかわり" "全身とのかかわり" の中で, 口腔ケアを論じる時期にそろそろきているのではないかと思います.

繰り返すようですが, それは安定期における余病の防止 (「おいしく食べることがぼけを防ぐ」, 「FLOSS or DIE?」, 「ブラッシングが命を救う」など) とは次元の違う話です. 実際に患者さんの生命の危機に直面する話なのです.

一般医療と介護との間に横たわる溝は私たちが考えている以上に深いのです. そしてその主要な部分が "ヒトが飲んで, 食べて, 生きること" に目を向けた口腔ケアの領域であるともいえます. システムさえ整えば, あるいは私たちに熱意さえあれば, 口腔の専門家がその深い溝を埋めることのできる可能性は十分あると思います.

歯科医療は, 直接命にかかわらないという理

●Essay's―PMTCのかたわらで

由から，長い間一般医療と一線を画してきました．ところが，高齢化などの影響により"口から食べること"の大切さが見直されてくると，一般医療と歯科医療の垣根は，今後徐々に低いものになっていくはずです．そして，おそらくそれは従来の"医療"の枠を超えて，"ケア"の領域に大きく踏みこんだものになります．通常の医療行為だけでは救われない患者さんに，口腔ケアのプロが必要とされる時代はすぐそこまできています．

父の遺言―患者様を大切に

　私の父ではありません．ある先生のご尊父の遺言だそうです．

　何度も講演をしていると，思いがけない相談を受けることがあります．ある日のお昼の休憩時間に，私の席に遠慮がちにやってきた若い先生の質問は以下のようなものでした．

　「歯科医師だった父は，生前は町の名士でした．父の患者様（と，その先生は言います）の中にとても横柄な態度の人がいます．ちょっとしたことですぐに腹を立てる．少しでも痛いと体をのけぞらせて痛がり，ときには手を振り払おうとする．お金はたくさんあるらしいのですが，とにかく横柄．まるでこちらに『治療させてやっている，ありがとうでもいえ』とばかりで，その人の予約日には本当に憂うつになります．

　トラブルを起こすと次の日から誰も治療にこないような気がして，じっと我慢の毎日です．先生だったら，そんな人にどう対応されますか？」

　聞けば，その先生のお父様は亡くなる少し前に，「患者様とのいさかいは避けるように，何ごとにも辛抱して，とにかく患者様を第一に考えて治療しなさい」と言い遺されたのだそうです．さて，その先生の悩みにどうアドバイスしたらよいものか……．

　「私がお話しした"患者さんによりそう医療"というのは，決して患者さんに媚びることではありません．特にチーム医療においてはその役割をスタッフが演じるわけで，歯科医師はあくまで毅然とした態度で……」などと訳知りの言葉が思わず口をつこうとしたとき，ふと気づきました．自分だって似たような悩みを抱えているじゃないか，ここは正直に言わなければならない．

　「最近，私はどうしても自分と折り合いのつきそうもない患者さんは，なんとかうまい言葉を見つけて治療をお断りするようにしています．

　『診たくない』とは言えませんから，たとえば『私の手に負えそうもありません』などと言われたらどうですか．どちらかに紹介するのも一法です．先生がそんなことで悩んで体でも壊されたら，かえってお父様が悲しみますよ．

　えっ？患者さんがいなくなる？大丈夫です．それだけ先生が真面目に勉強されているのですから，きっとわかってくださる患者さんは増えてくるはずですよ」

　そんなふうにお答えしたものの，その後も折に触れてその先生のことを思い出します．「若い人に患者さんから逃げる方法などを教えてよかったのだろうか．自分でもそんなことをしたあとには釈然としない思いが残るし，経済的な事情も違うはず．もっと適切な助言があったのではないか」

　私にも息子がいますから，その先生のお父様の気持ちが痛いほどよくわかります．まだ若くて頼りない息子を残して逝かなければならない不安と心残りが，きっと「患者様を大切に……」という言葉になったのだろうと思います．そんな珠玉の一言に，私は水を差してしまったのではないだろうか？本当にあれでよかったのだろうか？

　読者の先生方はどう思われますか？そして実際にはどうされていますか？

PMTCの風景

まもる〈患者Aさん（50代，女性）の場合〉

　ああ，なんて気持ちがいいのかしら．

　小さいころ，よく母が耳の掃除をしてくれたけれど，あれとよく似ている．くすぐったいような，ちょっと痛いような，なんだか懐かしい気持ち．まるで，小鳥のくちばしにつつかれているみたい……．前に歯科衛生士さんがいっていたけれど，これがディプラーキングっていうのね．

　このあとはいつものようにあの軟らかいゴムとペーストで磨いてくれるはず．あれは本当に快適．やったあともとても爽快な気分．歯の表面は最近はあまりしみなくなったけれど，まだ1～2カ所しみるところがあるから，注意してくれるといいんだけれど．……きっと大丈夫ね，この歯科衛生士さんなら．

　歯石はあまりたまっていないみたいだから，今回は早めに終わりそう．ホッ！

　あー，それにしてもいい気持ち．なんかウトウトしてきちゃった．

　思えばこれまで，歯ではずいぶん苦労したわ．もともと好き嫌いも多くてカルシウム不足だったのか，小さいころからずっと歯医者さん通いだった．

　きっと私は幸運だったと思うけれど，先生はみんなやさしかった．痛い治療の前にはいつも麻酔をしてくれたし，早めにむし歯を見つけては，削ってつめ物をしてくれた．そして，治療が終わると必ず言ってくれたものだわ．「よく頑張りましたね．また何かあったらいつでもいらっしゃい」って．

　そのときは，もう絶対歯は悪くしないぞって誓うんだけれど，若いころから入れ歯だった母に似てしまったのか，しばらくするとまた前につめたところのフチとかが悪くなってしまって，以来ずっとそんなことの繰り返し．歯磨きはほかの人より真面目にやってきたつもりだったのに……．

　この歯医者さんに来て一番驚いたのは，先生から「もう歯は削りません」って言われたこと．よく覚えていないけれどたしかそんな言葉だった．正直「何言ってんのかしら，この先生」って思っ

たわ．だって，歯医者さんは歯を削って治すのが仕事でしょ．近所のお友達の紹介とはいえ，変なとこに来ちゃったと思った．

　当時私は，何本かの歯の根っこが腐ってあちこちが人工の歯になっても，まだ「何かあったら歯医者さんが助けてくれる」と信じていた．だから先生がX線写真を見ながら，「もうこのあとの治療はないかもしれない」と言ったときは，「なんて頼りない先生」って感じたわ．

　でもその後，「あなたの歯の汚れは，ブラッシングでは取れないのかもしれませんね」と言われたときは，実は心から「なるほど」と思った．というのも，私は昔から人一倍歯に対しては気をつかっていたつもりだったのに，歯磨きなんかまともにやってない友達よりずっと早くむし歯になってしまうのが，不思議でならなかったから……．

　「むし歯というのは主に母親の口からうつる一種の感染症なんです．だから幼いころに強いむし歯菌に感染した人は，ブラッシングだけでは不十分で，頻繁なプロのクリーニングとフッ化物の塗布が欠かせないんです．そうすることで現在の歯の寿命は格段に延びるはずです」と言う先生の言葉は，当時の無知な私にも妙に説得力があった！

　もともと歯医者が好きだったわけではないし，仕方なく治療してきたのだから．前から感じていた入れ歯への漠然とした不安も，その一言で何かフッと軽くなっていくように感じたわ．

　あれからもう5年．定期的な歯のクリーニングを受けるようになってからは，それまでのようなむし歯の再発に悩まされることもなくなったし，ブラッシングも前よりずっと効果が上がっているみたい．

　そういえば，この前歯科衛生士さんからドライマウス（唾液が少ない）だという指摘を受けたから，これからはより一層気をつけなくちゃ．

　先生が最初にいった言葉の意味が，いまやっと理解できる．「今後，歯は削らない」というのは，

Essay's

● Essay's ― PMTCのかたわらで

健康に対してあまりに無頓着な私への警告だったのね．そしてそれは「今後はそのくらいの決意で臨みましょう」ってことだったのね．だって，その後一通りのクリーニングが終わったあとに，先生は実際に歯を削ってきちんと治してくださったもの．

・・・

よりそう〈患者Bさん（40代，男性）の場合〉

はじめて歯周病のことを聞いたときはショックだった．

確かにそれまでときどき歯ぐきが腫れることはあったけれど，いつもしばらくするとおさまっていたし，いきなり先生から重症だと言われても，とても信じられなかった．

X線写真を見せられて骨がどうのこうのと説明されても，最初はなんのことか分からない．しかも，ぐらつきが激しくて抜かなくてはいけない歯があるなんて，まるで悪い夢を見ているようだった．

先生は最初は気の毒そうに話していたけれど，そのうちになぜか口調が不機嫌そうになっていったのをいまでもよく覚えている．きっと当人の僕がまるで他人のことのような顔をして聞いているのが，先生も信じられなかったのだろう．

きっとそのときの僕の顔も，相当不機嫌そうだったと思う．「意を決してやっと歯医者に駆け込んだのに，そんな説明じゃ納得いかない．さし歯にすればぐらつきくらい止まるだろうに」なんて心底思っていたから．

そういえば，2回目の治療のこともよく覚えている．「こんにちは．歯科衛生士のCです」と言って女性が現れたときは，「あれ？今日は先生じゃないんだ．とりあえず抜歯は先送りかな．ひとまずホッ！てとこか．

ところで，いったい何をするのかな．この前もらったパンフレットには，P2～P3ってところに○がついていたけれど，また以前の歯医者のように歯磨きのことをうるさく言われるんだろうか」．

そんなことを考えていると，彼女は歯磨きの説明はそこそこに，「これからはこちらでお世話をしていきますから」と言って，プラスチックの注射器のようなもので，やおら口の中を洗い始めた．

何分くらいかかっただろうか．ずいぶん長く洗ってくれたことは間違いない．

やられている間は気がつかなかったけれど，終わったときの気持ちよさったらなかったなあ．まるで他人の口のようだった．よいにおいがしていて，後味もとても良かった．

途中で何度も声をかけてくれたけれど，何よりも彼女が最後に言った「できるだけ長く使えるようにお互いに頑張りましょうね」という一言が，ものすごくうれしかった．

あとで聞いたら，あのときの僕の歯ぐきは真っ赤にただれていたそうだけれど，当人はそれに長いこと慣れていたから，全く気がつかなかった．

そのうちに先生が最初に言ったように，例の歯のぐらつきはますます激しくなってきて，それでも抜いてしまうのはどうしても惜しくて，咬み合わせの調整をしてもらったり，接着剤で止めてもらったりしたっけ．

そうこうしているうちに，それまでよく腫れてかめなかった歯が，すっかり腫れなくなったことに気がついた．歯科衛生士のCさんは「治ったわけではないですよ」とは言うけれど，僕にしてみれば全然以前とは違う．物もそこそこ噛めるし，何よりも口の中がさっぱりしている．口臭もなくなってきているのだろう．

金属製の器具での歯の周りの清掃が始まったのは，たしかその頃からだったと思う．最初はそっとかき出す程度だったのが，そのうちにかなり強い力になっていったが，不思議に痛くはなかった．そして，いつも仕上げはあの注射器（正しくはミニウムシリンジというのだそうだ）．

取り終わったものを見せてくれたけれど，最初の頃は水あかみたいな白っぽいもので，そのうち

にそれがやや茶色みを帯びた石みたいなものに変わっていった（あれを見せられると，何か歯科衛生士さんに申し訳ないような気がして，頑張ってブラッシングをしなくちゃと思ったなあ．それも手だったのかな？）．

実は，その頃の治療のことはよく覚えていない．とにかく，まな板の上のコイ状態．いま思えばあれがスケーリングという行為だったのだろう．

ちなみに歯の周りを例のシリンジで洗うのは，正式にはポケット内洗浄というのだそうだ．最近は，それにPMTCとよばれる行為が加わった．ペーストで研磨してもらうと歯の表面がつるつるになって，それはそれは気持ちよい．

気がつけば，もうあれから4年も経とうとしている．幸い例の歯は辛うじてもってはいるが，実は「もうそろそろ抜いてもらってもいいかなぁ」とも思っている．これだけ頻繁にケアをしてくれるのなら，きっと入れ歯も丁寧に作ってくれるだろう．でも，いつそれを先生にいいだそうかな．

ときどき先生はチェックに来てくれるけれど，やっぱり，まず歯科衛生士さんに相談してみよう．だって，僕はいまは先生の患者というより歯科衛生士の患者なのだから．本当にここまでありがとう，歯科衛生士のCさん．

●　●　●

癒す，いたわる，慈しむ〈ケアする心〉

Aさん，Bさんについてはあくまで想像ですが，きっと多くの患者さんはウチヤマ歯科でそんなことを考えながら治療を受けてきたのだろうと思います．思いあたる患者さんはたくさんいます．

専門家が積極的にお口の中をケアする行為（私たちはこれを広義のPMTCと呼んでいます）は，日常の歯科医療のさまざまな場面で登場します．それはきわめてバラエティに富み，とても短い誌面で語り尽くせるものではありません．ただそこに共通するものは"ケアする心"です．癒し，いたわり，慈しむ気持ちです．

歯科にかぎらずこれまでの医療は，科学性という言葉を隠れみのに，病気を治すことばかりに心血を注いできました．そこには"病む"という状態に対するやさしい眼差しが足りませんでした．落ちこぼれてしまう人たちはあくまで例外であって，ときには意図的にそれらに目をそむけてきました．

もちろん科学的な治療体系で救われる患者さんはたくさんいます．ところがその陰には，際限のない治療の氾濫に，まるで赤子のように身を任せながらどんどん堕ちていく人もいるのです．あるいはさまざまな事情から，その治療を心から受け入れられない人もいるのです．私たちはそんな患者さんの"声なき声"にも耳を傾けるべきです．

◎その病気のみなもとを根本から，見つめなおしてみる．

◎その患者さんが本当に望んでいることを，見つめなおしてみる．

◎長期的なケアの視点で，見つめなおしてみる．

一律の治療基準は，もう過去のものとなりました．その病気の性格により，ときにはきわめてコンサバティブなケア型の医療が求められる場合もあれば，ときには大胆に踏み込んだ科学的な治療が必要とされる場合もあります．これからの医療担当者は，患者さん一人ひとりに目を向けた"考える医療""思慮深い医療"を選択していくべきです．

もちろんそれを一人の医師が行うことにはやや無理があります．医師はあくまで"治すこと"を目的としてなんら問題はありません．必要なのはケアに対する理解度と医療の限界についての認識です．

「ケアは君，キュアは僕」などと，単純に割り切るつもりはありませんが，少なくとも医師と歯科衛生士の役割分担を明確にするだけでも，これまで以上に多くの患者さんが救われることと思います．

上記のAさんやBさんは，たまたま歯科衛生

● Essay's — PMTCのかたわらで

士の手厚いケアで救われました．その理由は，彼らの病気（う蝕，歯周病）が従来の治療体系では救うことのできないケア型の疾患だったからにほかなりません．

そしてそのきっかけとなったのが，専門家による機械的な歯の清掃，つまりPMTCだったというのは，これからの歯科医療を見つめなおすうえで，大いに意味のあることだと思います．

好顔と厚顔

「男の顔は履歴書である」といったのは，時代の風潮を見事に裁断する独特な社会・人物評論で活躍したかの大宅壮一氏ですが，長く"歯科医師"をやっていると，それぞれに相応の顔ができあがってきます．

ある地方で講演を依頼されたときのことです．前日に連れていっていただいた店でちょっとした事件が起こりました．私たちの近くで飲んでいた若者のグループのあまりの声の大きさに耐えかねたある先生が，突然彼らの席にツカツカと歩み寄っていったのです．「すわ！一悶着あるか」と思いきや，悠然と席に戻ってきたその先輩歯科医師は，実に柔和な顔で「一喝してきたから……」と笑みを浮かべています．

聞けば，その若者たちは長い間その先生の患者さんで，小さいころから面倒をみてきたのだそうです．ふと若者たちの席に目をやると，彼らはこちらに一瞬グラスを手向けたあと，相変わらず何もなかったかのような和やかな懇談が続いていました．

「ああ，これが歯科医師としての歴史なんだ」．地方都市特有の，しかもたまたまの偶然だったといえばそれまででしょうが，酒が入ったその二代目歯科医師の満面の笑顔を見ながら，異邦人の私は圧倒される思いでした．本当にその先生の顔は羨ましいほどよい表情をしていました．

その一方で，ある歯科医師会での懇親会で，「料理の味がおかしい」とすごい剣幕で店員を怒鳴りつけた先生にもお会いしました．勉強会で，「食べ物が飲み込めない患者は，すぐ胃に穴を開けるよ」とこともなげに語る口腔外科医の誇らしげな顔に半ばあきれたり，実技のデモ中に口中にあふれた水でむせた患者さんをそのままにして，悠然と自分の顔だけ洗いに行った高名な助教授の治療に驚いたこともあります．

彼らの顔は"好顔"とはほど遠い"厚顔"そのものでした．

日々の勉強もせず，経験だけにあぐらをかいてしたり顔を決め込んでいる先生，一見温和な雰囲気を漂わせながら実は技術の裏打ちの全く伴わない先生，お金持ちしか治療の対象としない自信に満ちた高級？歯科医師，きっとそれぞれがいかにもそれ風の顔をしていることでしょう．

さて自分の顔は？と問われると，甚だ自信がありませんが，歯科医師になって40年がすぎようとしているいま，なんとか"厚顔"ではなく"好顔"で日々を送れるようになりたいものだと思っています．

読者の皆さまは果たしてどんな顔をされているのでしょうか？

原子力発電と歯科治療 ― センター内診療の勧め

原発と歯科治療，唐突な組み合わせですが，実は両者には共通の問題点があります．何かわかりますか？それは，最終処分場がないことです．

「処分」という言葉はやや不適切ですが，歯科における最終処分場とは，つまり患者さんが要介護状態になったときに，最後までお世話する医療機関のことです．

一部の歯科医がよく口にする言葉に，「そんなに向きになって歯を残しても，最後に患者さんが歯医者に通えなくなったらどうするの？」というものがあります．一見予防や治療の進歩に水を差す無意味な疑問のようですが，よく考えれば確かにそのとおりで，私たちは「歯が多く残っている人ほど元気で寿命も長い」というデータに注目するだけでなく，要介護状況においては「歯が多く残っている人ほど，口腔のトラブルが多い」という現実も直視する必要があります．

いまだ記憶に新しい3.11で改めて浮かび上がった不安の一つが，「核廃棄物の最終的な処分場がない」という事実でした．いわば浄水場を作らずに，汚物をどんどんと下水に垂れ流しているようなものです．原発の安全性についての議論の中で，相変わらずこの問題には出口が見えず，それが震災を機にかつてないほどの反原発運動へとつながっていきました．

これと同じ構造が，歯科医療には明らかに存在するのです．インプラントでも審美でもペリオでも，その後の定期的なメインテナンスが伴ってこその治療です．患者さんがご不自由になって来院できなくなったときには，誰がどこでお世話するのか？どんなに院内のケアシステムが充実していても，かかりつけ医はその時点で手も足も出なくなるのです．

さて，この問題をどう解決していくのか．結論を先に言えば，各地方自治体（市町村単位）で，要介護高齢者の治療とケアを専門に扱う医療センターを設立することです．黙っていてもできませんから，歯科医師会が国に強く働きかけて法制化することです．これは8020運動を成功させた歯科医師会が，それに続いて行うべき責務といってもよいでしょう．「歯を残す努力はしたけれど，あとは知らないよ」では，廃棄物の処分をなおざりにしてこの狭い国土に54機もの原発を作った国と大差ありません．

「でも先生，在宅で頑張っている歯科医師はたくさんいますよ」という声が聞こえてくるようですが，冷静に考えてみましょう．歯科器材を抱えて（あるいはそれが歯科検診車でも）患者宅に赴き，どれほどのレベルのケアができるでしょうか．PMTCひとつとっても，とても診療室レベルの質の高いクリーニングはできないはずです．治療も然りで，まして観血処置となれば，救急時の設備も人も不十分な在宅診療では，甚だ危なっかしいといわざるを得ません．

個人宅や高齢者施設において，身を粉にして尽くしておられる熱心な歯科医師たちには敬意を表しますが，もはや一握りの歯科医師たちの情熱に期待しているときではありません．今後不自由な高齢者はますます増えていきます．やや出遅れの感もありますが，歯科医師会が率先して行政に働きかけ，各地に要介護高齢者（心身障害児者を含む）専門の歯科医療センターを作ることが急務です．この「受け皿」が整って初めて長年にわたる歯科医師たちの「歯を残す」取り組みが評価され，8020運動が完結するのです．

本書ではプロケアについて解説していますが，そこにセルフケアと公的な支援ケア（Social Health Care）が伴って初めて患者さんの生涯にわたる口腔の健康が担保されると考えます．予算，スタッフ，立地などさまざまな問題があるとは思いますが，ぜひ将来に向けて各関係者間でご検討いただきたいと願っています．

● Essay's―PMTCのかたわらで

センター内診療システムの要点

1	運営は地方自治体の委託を受けて、地域の歯科医師会が担当する（これによって歯科医師会入会のインセンティブが得られる）.
2	運営費は、原則独立採算制とするが、自治体から福祉政策の一環として十分な補助金を受け取る.
3	アセスメント委員会を設置し、診療内容は定期的にそこで協議して決定する（これにより、系統的で客観的な医療の質が確保される）.
4	アセスメント委員は、歯科医師会会員の持ち回りとする.
5	診療内容は、キュアよりもケア（患者のQOL）を優先する.
6	センターには、専任の歯科医師か歯科衛生士を常駐させる.
7	医療スタッフは、麻酔専門医、高齢者専門医（大学の教室に派遣を依頼）、協力医（歯科医師会会員1名）、協力歯科衛生士（複数）、これにアセスメント委員1名を加えたものを1チームとする.
8	患者のセンターへの送迎は、寝台車または車いすのまま乗れる福祉車両を整備し、専門スタッフが行う.
9	診療申し込みは、申請書類に主治医の意見書を添えて、役所の窓口またはセンターに提出する（郵送可）.

（このようなシステムは、現在埼玉県所沢市の歯科診療所「あおぞら」にて実際に行われています. 詳しくはHPをご参照ください. http://www.tokorozawa-dent.org/contents/aozora.html）

Column

「面倒くさい」を嫌がらない

　　教育用語に、教授錯覚 Teacher's misunderstanding in education という言葉があります.「教官が教えたことを、すべて学生が覚えていると思い込む教官の錯覚」という意味です. これに基づき、「教育とは、何を教えたかでなく何を学んだか」が重要視されます. つまり優れた教育者は、面倒がらずに何度も繰り返し指導する根気と情熱を持てということでしょう.

　　演劇の分野でも、故井上ひさし氏は「難しいことをやさしく、やさしいことをふかく、ふかいことをおもしろく」という演出をモットーとしました.

　　歯科医師と患者さんとの関係も同様のことが言えます. 私たちは一度話したことをすべて患者さんが理解してくれていると思いがちですが、それは錯覚であって、患者さんというのはそう簡単にわかってはくれないと考えたほうが自然なようです.

　　臨床では「患者さんに何を話したかではなく、どれだけそれを自分のこととして理解したか」が重要です. 繰り返しを嫌がってはいけません.「どうしてわからないんだ！」と嘆く前に、「どうしたらわかっていただけるか」さまざまに工夫すべきでしょう.「心」や「技」があっても、肝心のそれを伝える「言葉」が足りなくては長期的なメインテナンスは成功しません. 院内パンフレットの整備やそれを渡すタイミングなども大切なポイントです.

　　最近引退したアニメ監督の宮崎駿氏が、製作現場を取材したテレビ番組の中で、何度も「面倒くさい」を連発しながら、ふと「本物は面倒くさいんだよ」と自嘲的に言った言葉が印象に残っています.

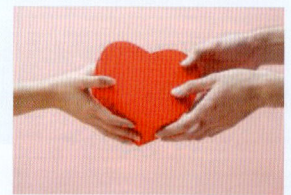

パンフレットは必ず手渡しで…

　　本書で繰り返し述べているケアの世界は、一律の治療基準に基づいたキュアの世界と比べると確かに面倒くさいことだらけです. しかし個々の患者さんに合ったケアの手法を見つけたときの喜びはひとしおで、それこそが「本物」のケアの姿なのです. キュアは「どう変わったか」を目指しますが、ケアは「変わらないことに満足する」という視点を大切にします. PMTCは「変わらない」と「変わらない」を繋ぐためのいわば潤滑剤のようなテクニックです. ケアの世界の面倒臭さに疲れてしまったときに、ぜひPMTCを役立ててみてください.

索引

アタッチメントロス	25
アブフラクション	108
EGR法	25
医科歯科連携	15
イリゲーション	92
医療的ケア	12
インスツルメント	82
インフェクションコントロール	22 23 24 39
インフォームド・コンセント	12
インプラント治療	24
う蝕リスク	12
AAP	24 33 77
壊死セメント質	113
S.mutans	17
SRP	100 102
SPT	22 32 38 76 101
エナメル質の再石灰化	89
エバチップ	55 58 85 89
MI	19
エムドゲイン法	25
エンドトキシン	41 101
オーバーインスツルメンテーション	36 41 100
化学療法	77
看護的ケア	12
感染予防	15 22
機械的歯面清掃	33
キュア型疾患	30
キュアとケアのバランス	106 107
QOL	12 15 22 30
ケア型疾患	30
ケア行為	31
ケアシステム	11
ケア発想	24
外科的治療	24
結合組織付着	25
研磨剤	58 62
研磨ペースト	38 58 72
抗菌剤	16
口腔乾燥症	12 22 93 95
口腔ケア	9 12 13 14 44 45 72 93
口腔粘膜のケア	92
抗生物質	16
咬耗	108
誤嚥性肺炎	14
コントラアングル	55
細菌	16
細菌バイオフィルム	58
再建治療	24
再生治療	25
サポーティブケア	24 34
酸蝕	108
GTR法	25
支援ケア	24
歯周医学	22
歯周維持療法	22 24
歯周組織再生療法	24
歯周治療	39 76 79 80
歯周デブライドメント	25 38 101
歯周病の管理	76
歯周ポケット	62
歯周ポケットの洗浄	79 80 103
歯石	25 39 76 100
歯石の除去	34

歯肉縁下歯石	79
歯肉縁下プラーク	76
周術期	15
周術期看護	15
術者磨き	80
手用キュレット	38 40
上皮性付着	25
初期治療	24 44
審美的欲求	72 81
スケーリング	25 39 76 102
生活習慣病	8 9 30 44
生活習慣病モデル	30
セルフケア	23 31 34 44 72 77 94
全身疾患	22
地域医療	10
力のコントロール	85
着色の除去	73
超音波スケーラー	38 40 92 102
ディプラーキング	34 45 72 79 82 83 92
デブライドメント	27 34 38 77
デンタルプラーク	58
トゥース・ウェア	108
動的治療	34
ドライマウス	15 22 93 102
長い上皮性付着	25 37
日本歯周病学会	24
バイオフィルム	16 17 18 25 100
PMTC	13 18 44 72 76 79 89 100 103
POC	92
PTC	38
フェザータッチ	40
付加治療	24
フッ化物塗布	66 89
プラーク	16 18 26 38
プラークコントロール	18 24 26 77 79
プライマリケア	8 10 11 12 13 14
プロービング	34 38
プロケア	23 26 38 92 94
プロフィーカップ	50 58 85 89
プロフィンハンドピース	55
米国歯周病学会	24 33 77
ペットボトル法	102
ペリオドンタルデブライドメント	38
ペリクル	27
ヘルスプロフェッショナル	12
ヘルスマンパワー	12
ポケット形成	25
補助療法	77
補綴治療	24
補綴物のメインテナンス	84
ポリッシング	72
マイクロコロニー	17 18
摩耗	108
メインテナンス	13 87 102 108
Mechanical Tooth Cleaning	33
要介護高齢者	14
予防・管理的ケア	12
予防歯科	45
リスクの高い口腔内環境	89
ルートデブライドメント	38 82
ルートプレーニング	25 36 39 76
ワンタフトブラシ	67 108

参考文献

●第1章
1) 日野原重明：医療と教育の刷新を求めて．医学書院，東京，1979，84-85．
2) 日野原重明：医学・医療の方向転換－私の提唱．医学書院，東京，1991，120-121．
3) 内山　茂：ライフステージを考えた補綴処置．補綴臨床，26(4)：499，1993．
4) Page, R. C.：歯科学研究－歯科臨床への貢献．歯界展望，87(5)：1075-1092，1996．
5) 北川原　健：歯周病と個体差．日本歯科評論，650：71-82，1996．
6) 石井拓男：これからの歯科保健医療．歯界展望，89(1)：96，1997．
7) 豊島義博：かかりつけ歯科医の行う齲蝕管理．日歯医師会誌，50(3)：27，1997．
8) 花田信弘，日野原重明：歯科医はプライマリ・ケア医になれるか．歯界展望，91(1)：49，1998．
9) 中川米造：医療的認識の探求．医療図書出版社，東京，1975，140-144．
10) 日野原重明：医と生命のいしずえ．同文書院，東京，1991，55．
11) 内山　茂：口腔ケアとPMTC．日歯医師会誌，51(12)：27-32，1998．
12) 日野原重明：看護のアート．中央法規出版，1988，東京，224．
13) 柿木保明：口腔乾燥症の診断・評価と臨床対応．歯界展望，95(2)：331，2000．
14) 阿久津泰典ほか：術前歯垢培養による食道癌術後肺炎予測．日消外会誌，42(6)：612-621，2009．
15) Akutsu, Y., et al.：Pre-operative dental brushing can reduce the risk of postoperative pneumonia in esophageal cancer patients. Surgery, 147(4)：497-502, 2010．
16) 茂木伸夫：がん患者における口腔ケアの意義．癌と化学療法，39(7)：1061-1064，2012．
17) 奥井沙織ほか：歯科衛生士による「がん緩和ケア」としての専門的口腔ケアの確立に向けて．日衛学誌，3(2)：14-20，2009．
18) 井本眞帆ほか：歯科麻酔科の口腔ケア－周手術期の全身感染症状に歯科介入が奏功した2症例－．京都医会誌，56(1)：71-74，2009．
19) 上野尚雄，大田洋二郎：周術期における口腔ケアの重要性．麻酔，61：276-281，2012．
20) 本田麻美ほか：周術期口腔機能管理の意義－口腔生理学の立場から．日味と匂会誌，19(3)：501-504，2012．
21) 野村綾子：消化器がん周術期患者に対する口腔ケアの免疫学的検討．日摂食嚥下リハ会誌，16(1)：50-56，2012．
22) 上嶋伸知ほか：食道癌手術患者に対する専門的口腔ケア施行の効果．日外感染症会誌，6(3)：183-188，2009．
23) 足立忠文ほか：食道癌周術期における術後肺炎に対する口腔ケアの効用について．日摂食嚥下リハ会誌，12(1)：40-48，2008．
24) 山田千晴，植松　宏：肺がん手術患者に対する口腔ケアの効果．口病誌，79(3)：95-99，2012．
25) Yoneyama, T., et al.：Oral care and pneumonia. Lancet. 50(3)：430-433, 2002．
26) 桑澤実希ほか：施設における誤嚥性肺炎・気道感染症発症の関連要因の検討．Dental Medicine Research, 31(1)：7-15，2011．
27) 吉田光由ほか：歯がない人にも口腔ケアは必要か？－「口腔ケアによる高齢者の肺炎予防」2年間の追跡調査結果から－．日老医誌，38(4)：481-483，2001．
28) 下山和弘，岩佐康行：高齢者の終末期における口腔ケア．Geriat. Med., 50(12)：1403-1406, 2012．
29) 泉福英信，由川英二，花田信弘：齲蝕予防のIT革命．ザ・クインテッセンス，19(10)：78-79，2000．
30) Khairul, M., 花田信弘：細菌性バイオフィルムとPMTC．歯科衛生士，24(10)：32，2000．

●第2章
1) Williams RC, Offenbacher S：Periodontal medicine：the emergence of a new branch of periodontology. Periodontology, 23：9-12, 2000．
2) Lindhe J, N Lang and T Karring：Clinical Periodontology and Implant Dentistry. 5th ed. Wiley-Blackwell, 2008．
3) 下野正基：新編治癒の病理．医歯薬出版，東京，2011．
4) 山本浩正：ペリオリテラシー　歯肉治療をめぐる情報のインプット・英知のアウトプット．医歯薬出版，2013，384～386．
5) 品田佳世子：臨床でつかえる！『デンタルハイジーン』オリジナル説明用媒体　②　歯を失う2つの大きな原因　むし歯と歯周病．デンタルハイジーン，31(8)：820～822，2011．
6) Hirschfeld L, Wasserman B：A long-term survey of tooth loss in 600 treated periodontal patients. J Periodontol, 49(5)：225-237, 1978．
7) McFall WT Jr：Tooth loss in 100 treated patients with periodontal disease. A long-term study. J Periodontol, 53(9)：539-549, 1982．

8) Goldman MJ, Ross IF, Goteiner D : Effect of periodontal therapy on patients maintained for 15 years or longer. A retrospective study. J Periodontol, 57(6) : 347-353,1986.
9) Axelsson P, Nystrom B, Lindhe J : The long-term effect of a plaque control program on tooth mortality, caries and periodontal disease in adults. Results after 30 years of maintenance. J Clin Periodontol, 31 (9) : 749-757, 2004.
10) American Academy of Periodontology : Comprehensive periodontal therapy : a statement by the American Academy of Periodontology. J Periodontol, 82(7) : 943-949, 2011.
11) Parameter on periodontal maintenance. American Academy of Periodontology. J Periodontol, 71(5) : 849-850,2000.
12) Renvert S, Persson GR : Supportive periodontal therapy. Periodontol 2000,36 : 179-195,2004.
13) Ximenez-Fyvie LA, Haffajee AD, Som S, Thompson M, Torresyap G, Socransky SS : The effect of repeated professional supragingival plaque removal on the composition of the supra and subgingival microbiota. J Clin Periodontol, 27(9) : 637-647, 2000.
14) Greenstein G : Periodontal response to mechanical non-surgical therapy : a review. J Periodontol, 63(2) : 118-130,1992.
15) 特定非営利法人 日本歯周病学会：歯周病専門用語集．医歯薬出版，東京，2007．
16) Moore J, Wilson M,Kieser JB: The distribution of bacterial lipopolysaccharide(endotoxin) in relation to periodontally involved root surfaces : J Clin Periodontol, 13(8):748-751, 1986.
17) ROSENBERG, ASH :The Effect of Root Roughness on Plaque Accumulation and Gingival Inflammation : J Periodontol, 45(3):146-150, 1974.
18) Farokh A. Khatiblou and A. Ghodssif :Root Surface Smoothness or Roughness in Periodontal Treatment :J Periodontol, 54(6):365-367, 1983.
19) S. Nyman, E. Westfett, G. Sarhed and T. Karring :Role of "diseased" root cementum in healing following treatment of periodontal disease A Clinical Study :J Clin Periodontol, 15(7) : 464-468, 1988.
20) Ralner Oberholzer and Klaus H, Rateitschak :Root cleaning or root smoothing An in vivo study :J Clin Periodontol, 23(4):326-330 , 1996.

● 第4章
1) アメリカ歯周病学会：AAP歯周治療法のコンセンサス．クインテッセンス出版，東京，1996，IX－34．
2) 新田　浩，小田　茂，石川　烈：メインテナンスのインスツルメンテーション／SPTと歯根デブライドメントに関する現在の考え方．歯科衛生士，23(1), 19～29, 1999．
3) 内山　茂：メインテナンスからみた補綴設計－コーピングクラウンの応用－．歯界展望，99(6) : 1257, 2002．
4) Screebny,L.M. 河野正司監訳：唾液分泌速度と唾液の速度に影響を及ぼす因子．唾液－歯と口腔の健康．医歯薬出版，東京，1997，50．
5) 成田令博：口腔乾燥症・舌痛症．歯科医の知っておきたい医学常識103選．デンタルダイヤモンド社，東京，1990，66．
6) 橋本博史：膠原病を克服する(新版)．保健同人社，東京，1995，182．

● 第5章
1) 下野正基：新編治癒の病理．医歯薬出版，東京，2011．
2) Roy C.Page,Steven Offenbacher,Hubert E.Schroeder, et al. : Advances in the pathogenesis of periodontitis : summary of developments, clinical implications and future directions.Periodontology 2000,14 : 216-248,1997.
3) 小林賢一：歯が溶ける！エロージョンの診断から予防まで．医歯薬出版，東京，2009．

おわりに

「医院継承」とその後

　前著「PMTC」および「PMTC 2」の舞台となったウチヤマ歯科医院は，現在は同じ場所で大学の後輩の古畑和人先生によって引き継がれています．共著者の波多野映子歯科衛生士は，いまも古畑先生のもとで，引き続き勤務してくれています．これに関して，

　「内山先生はまだ若いのに，なぜそんなに早く医院を譲ることにしたのですか」

　「長年通っておられる患者さんにとって，今回の引退は無責任にならないのでしょうか」

　「リタイア後はどんな歯科医人生を送られているのでしょうか」

　というような質問が多くの読者から寄せられました．そこでやや私事となりますが，これに関しての経緯などを記して「あとがき」に代えたいと思います．

　私は，過去十数年にわたりさまざまな機会を通してメインテナンスの大切さを発信してきました．そこで必ずいってきた言葉があります．

　「継続したメインテナンスを通して『患者さんを一生診る，いやす，いたわる，ささえる』それこそがケア型医療であり，歯科疾患というのはそういう疾患なのです」

　自分の臨床をふり返ってみて，それは間違っていないと今でも思っています．しかし，年を重ねるにつれ，自分のなかである疑問が膨らんでいきました．「患者さんを一生診る」の一生って，いったい誰の一生なんだろう……．

　そしてふと気づいたのです．「一生診る」の一生は，患者さんの一生であって歯科医の一生ではない．いずれ自分に限界が来たとき，どうするのか？その瞬間から患者さんを一生お世話できなくなる．そして，そのときはもしかしたら明日突然に訪れるかもしれない．その結果，周りの人たちに多大な迷惑をかけることになる……．

　私の場合，息子が歯科医を継がないことが確定したので，それなら自分の診療スタイルを踏襲してくれる優秀な歯科医を全力で見つけ，育て，スタッフと患者さんの将来をゆだねることが急務と考えました．加齢のせいで，たびたび起こり始めた体調不良や，突然末期がんを宣告されて，若くして逝った妹のことが，私の考えを後押ししました．

　以来，周到な準備をして医院継承に至った次第です．（実は思ったよりも早く私の目にかなった後継者と出会えたので，少し時期が早くなりましたが……）身勝手に聞こえるので，公の席では言えませんが，これぞ「究極のメインテナンス」だと密かに思っています．

　とはいえ，さまざまな事情を抱えておられる先生たちに，私の考えを押しつけることは到底できません．こんな歯科医人生の組み立て方もあるということで，ご理解いただければ幸いです．

　現在は，母校の東京医科歯科大学で臨床研修医指導のかたわら，主に海外の学術論文を読むことに毎日を費やしています．

　臨床を離れてまずやりたかったことの一つが，「こ

Epilogue

れまでの自身の臨床から得た経験論的な認識が，果たして世界的な学術の流れのなかで正しかったのかどうか」の検証でした．

実際に文献を検索してまず驚いたことは，Web上で公開されている検索エンジンの進歩でした．英文ではPub-med，和文では医中誌のサイトに入れば，主要雑誌の過去の論文はほぼすべて電子化されていて，容易にfull textのダウンロードができます．かつてのペーパー単位の時代とは圧倒的に違う効率性のよさでした．しかも，キーワードにsystematic reviewの一語を付け加えることで，「文献をくまなく調査し，質の高い研究データのみを集めた偏りの少ない分析」がされている客観性の高い論文のみの抽出も可能なことがわかりました．その結果，現在までに本書のテーマである「歯肉縁上のプラークコントロール」，「歯周病の非外科療法」，「SPTのガイドライン」などを中心に数百編に及ぶ主要文献を，楽しく効率よく読み進めることができました．

論文から得た知見のほとんどは筆者のこれまでの認識と大きな乖離はありませんでしたが，なかにはこれまで知らなかった新しい発見も含まれていました．このたびの「PMTC」の新版改訂にあたっては，これらの作業から得られた知見についても，多く反映されています．

本書をお読みいただいた歯科医の先生のなかにも，そろそろ漠然とリタイアをお考えの方がおられるかもしれません．また若い読者のなかには，新しく開業するよりも，既存の診療室を患者さん，スタッフごと継承するほうがリスクが少ないと考える人もいるでしょう．両者がうまくマッチングすれば，家族，患者さん，スタッフ，そして何より先生ご自身のための大きなメリットになることと思います．

もちろん人それぞれ違った考え方があり，「歯科医として最後まで現役を貫く」というのも立派な選択かと思います．しかし，人生の黄昏時を迎えて，もしお迷いの先生がおられましたら，私たちの事例を少しでも参考にしていただければ幸いです．

最後に，すべての読者へ．現在の私たちの臨床は，多くの先達の業績を継承しながら築きあげられてきました．膨大な論文数と症例の記録がそれを物語っています．したがって，私たち自身も自分の行ってきた臨床をきちんと「記録」し，それについて客観的に「考察」し，次の世代にそれを「伝える」義務があります．そしてその作業こそが，私たち自身を輝かせ，歯科のプロフェッショナルとして生きる意味を与えてくれるものと思います．

記録する
考える
伝える

皆様のさらなるご健闘をお祈りして，校了とします．ご精読いただきありがとうございました．

2016年3月　内山　茂

【著者略歴】

内山　茂
（うちやま　しげる）

1977年　東京医科歯科大学歯学部卒業
1984年から2013年　所沢市ウチヤマ歯科医院院長
1998年から　東京医科歯科大学臨床教授
2013年から　東京医科歯科大学臨床研修医指導医
E-mail：ij9s-ucym@asahi-net.or.jp
Home Page URL：http://www.asahi-net.or.jp/~IJ9S-UCYM/

波多野映子
（はたの　えいこ）

1957年　福岡県に生まれる
1982年　大宮歯科衛生士学院（現在大宮歯科衛生士専門学校）卒業
1982年から　練馬区壹岐歯科医院勤務
1992年から　所沢市ウチヤマ歯科医院勤務
2013年から　所沢市古畑歯科医院勤務

【Special thanks to】

内山ひで子，古畑和人

若林由紀子，前田慶一，山崎聡子，瀧田哲也

【Design】

金子俊樹（金子デザイン事務所）

新PMTC　予防・メインテナンス・SPTのためのプロケアテクニック

ISBN978-4-263-42219-9

2016年4月5日　第1版第1刷発行
2019年5月15日　第1版第3刷発行

著　者　内　山　　　茂
　　　　波多野映子
発行者　白　石　泰　夫
発行所　医歯薬出版株式会社
〒113-8612　東京都文京区本駒込1-7-10
TEL.（03）5395-7638（編集）・7630（販売）
FAX.（03）5395-7639（編集）・7633（販売）
https://www.ishiyaku.co.jp/
郵便振替番号　00190-5-13816

乱丁，落丁の際はお取り替えいたします　　印刷・三報社印刷／製本・愛千製本所

©Ishiyaku Publishers, Inc., 2016. Printed in Japan

本書の複製権・翻訳権・翻案権・上映権・譲渡権・貸与権・公衆送信権（送信可能化権を含む）・口述権は，医歯薬出版（株）が保有します．
本書を無断で複製する行為（コピー，スキャン，デジタルデータ化など）は，「私的使用のための複製」などの著作権法上の限られた例外を除き禁じられています．また私的使用に該当する場合であっても，請負業者等の第三者に依頼し上記の行為を行うことは違法となります．

JCOPY　＜出版者著作権管理機構　委託出版物＞
本書をコピーやスキャン等により複製される場合は，そのつど事前に出版者著作権管理機構（電話 03-5244-5088, FAX 03-5244-5089, e-mail: info@jcopy.or.jp）の許諾を得てください．